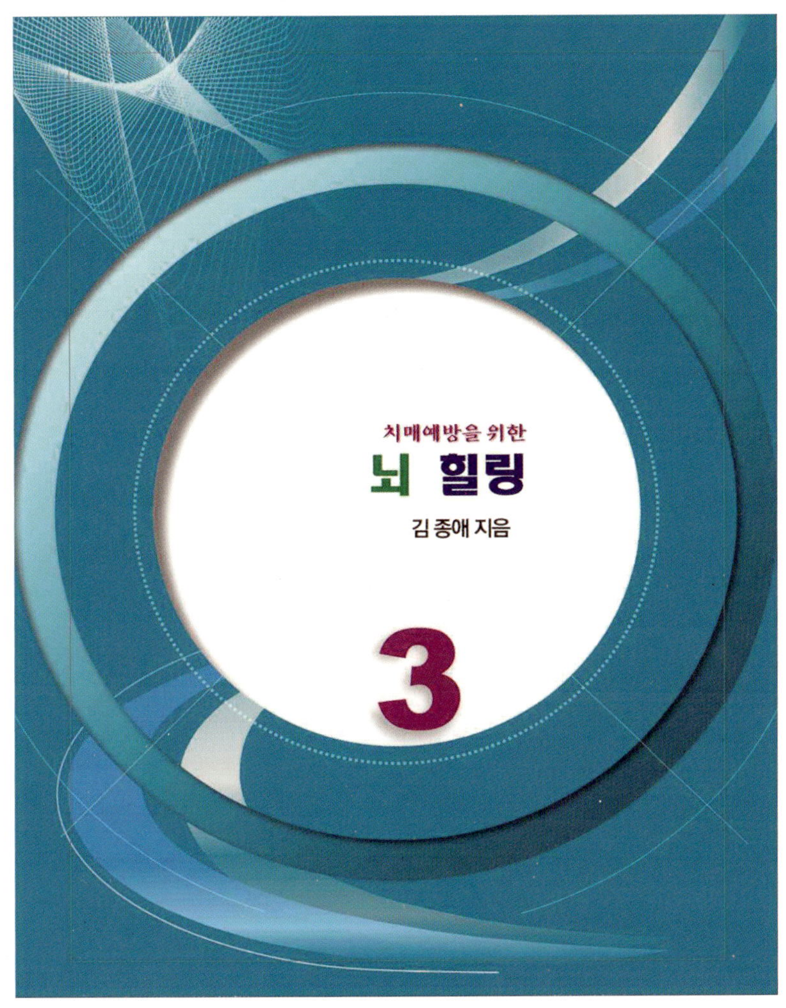
치매예방을 위한
뇌 힐링
김 종애 지음
3

치매는 대뇌 신경세포의 손상 등으로 지능, 의지, 기억 따위가 지속적·본질적으로 상실되는 병을 말한다.

치매는 일반적으로 기억하고, 사고하고, 판단하는 능력의 손실로부터 시작하여 시간이 지날수록 언어능력이 저하되고 신체적 기능이 손실되어 행동하기 어려운 질환에 이르기까지 범위가 넓다.

치매 환자는 일반적으로 65세 이상의 인구 중에서 5%가 걸리는 것으로 나타났고, 더욱이 5년마다 유병율은 배로 증가하는 것으로 나타났다.

치매에 걸리면 환자 자신뿐만 아니라 치매환자를 부양하고 있는 가족을 황폐화시키는 무서운 질병이다.

치매는 장기적이고 지속적인 보호관리 및 치료를 필요로 하기 때문에 환자는 물론 가족의 정신적·육체적 고충과 경제적 부담을 수반하게 된다.

국가는 치매환자를 위한 복지 예산의 증가로 국가 재정에 부담이 생긴다. 이러한 이유로 국가에서는 치매 국가책임제를 발표하였다.

앞으로 우리나라는 노령 인구의 증가로 인한 치매 환자의 급증에 따른 심각한 사회문제가 예상되고 있다. 따라서 치매는 예방이 중요하다고 할 수 있다.

이 책은 치매를 예방하기 위하여 인지기능을 향상시키는데 도움이 되는 지각력, 지남력, 집중력, 기억력, 판단력, 시공간력, 수리력, 언어력, 일기쓰기 등 인지기능과 고등정신기능을 높이도록 구성하였다.
이 책을 통해서 치매예방에 도움이 되기를 바란다.

저자 김종애

목 차

활동지의 특징 ·· 6

활동지 지도방법 ·· 7

치매예방 15계명 ·· 8

치매예방을 위한 식습관 ·· 9

제 1 장   지각력 ·· **10**

1. 같은 나뭇잎 연결 ·· 11

2. 같은 꽃 연결 ·· 12

3. 같은 야채 연결 ·· 13

4. 같은 식물 연결 ·· 14

5. 같은 모양 연결 ·· 15

6. 실제 크기 순서 ·· 16

7. 색깔 연결 ··· 17

제 2 장   지남력 ·· **18**

1. 나 ·· 19

2. 장소 ·· 20

3. 날짜 ·· 21

4. TV 프로그램 ·· 22

5. 건강 ·· 23

6. 시간 ·· 24

7. 날짜 알기 ··· 25

제 3 장   집중력 ·· **26**

1. 빠진 숫자 찾기 ·· 27

2. 한글 순서 찾기 ·· 28

3. 다른 그림 찾기 ·· 29

4. 그림 찾기 ··· 30

5. 미로 찾기 ··· 31

6. 특징 분류 ··· 32

7. 나뭇잎 분류 ··· 33

제 4 장   기억력 ··· 34

1. 가전제품 ··· 35

2. 직업 ··· 36

3. 야채 ··· 37

4. 가방 ··· 38

5. 교통수단 ··· 39

6. 사물 1 ··· 40

7. 사물 2 ··· 41

제 5 장   판단력 ··· 42

1. 얼굴 표정 ··· 43

2. 물건 용도 ··· 44

3. 상황 대처 1 ··· 45

4. 상황 대처 2 ··· 46

5. 상황 판단 ··· 47

6. 용도 판단 1 ··· 48

7. 용도 판단 2 ··· 49

제 6 장   시공간력 ··· 50

1. 따라 그리기 ··· 51

2. 회전 도형 찾기 ··· 52

3. 다음에 나올 문양 연결하기 ··· 53

4. 도형 찾기 ··· 54

5. 날씨 도형 분류하기 ··· 55

6. 같은 도형 찾기 ··· 56

7. 도형 분류하기 ··· 57

제 7 장　수리력 58

　1. 더하기 59
　2. 빼기 60
　3. 곱하기 61
　4. 계산하기 62
　5. 물건 구매하기 63
　6. 돈 계산하기 64
　7. 시간 계산하기 65

제 8 장　언어력 66

　1. 단어 따라 쓰기 67
　2. 글자 분해하기 68
　3. 글자 연결하기 69
　4. 상황 설명하기 70
　5. 관련 글자 연결하기 71
　6. 빈칸 채워 넣기 72
　7. 끝말잇기 73

제 9 장　일기 쓰기 74

　1. 일기 75
　2. 일기 76
　3. 일기 77
　4. 일기 78
　5. 일기 79
　6. 일기 80
　7. 일기 81
　8. 일기 82
　9. 일기 83
　10. 일기 84

● 활동지는 인지발달을 통하여 치매를 예방하고, 치매를 지연시키기 위하여 개발하였습니다.

● 활동지는 인지능력을 높이기 위하여 지각력, 지남력, 집중력, 기억력, 판단력, 시공간력, 수리력, 언어력, 일기쓰기 등 9개 영역으로 구성하였습니다.

● 활동지는 학습자가 직접 작성하거나 활동하면서 각 영역의 능력을 높이도록 구성하였습니다.

● 활동지는 초급, 중급, 고급으로 3권으로 단계별로 구성하였습니다.

● 활동지는 각 권마다 8개 영역에서 7가지씩 활동할 수 있도록 구성하였습니다.

● 활동지의 일기쓰기는 기억력, 판단력 향상을 위하여 10장을 제공하였습니다.

● 활동지는 어르신들이 보기 쉽고, 흥미를 느낄 수 있도록 개발하였습니다.

● 각 활동지는 단계별로 난이도를 조금씩 높였습니다.

● 학습자의 수준을 고려하여 개발하였습니다.

● 학습자의 특성을 고려하여 글씨는 최대한 크게 개발하였습니다.

활동지 지도 방법

- 1회 활동 시간은 40분으로 합니다.

- 도입 단계에서는 5분 정도 사용합니다.

- 도입단계에서는 활동지를 사용하는 활동목표와 유의사항과 활동지를 작성하는 방법을 안내합니다.

- 활동지를 작성하는 방법은 정답이 없기 때문에 부담을 갖지 말고 최대한 자신의 생각을 진실하게 적도록 지도합니다.

- 전개단계에서는 30분 정도 시간을 배정하고, 활동지를 작성하는 요령을 알려주고, 20분 정도 활동지를 작성하도록 합니다.

- 개인의 속도에 따라 활동지를 해결하도록 지도합니다.

- 일주일에 2회 이상 풀도록 지도합니다.

- 활동지는 수정이 가능하도록 연필로 작성하는 것이 좋습니다.

- 활동지를 풀기 위해서는 먼저 푸는 방법을 충분히 설명해 주어야 합니다.

- 잘 모르면 옆에서 친절하고 천천히 도와주어야 합니다.

- 활동지를 전부 작성하게 되면 모든 학습자에게 작성한 내용과 소감을 발표하도록 합니다.

- 활동을 마치면 5분 정도를 정리 단계에서 정리와 다음 학습을 예고합니다.

치매예방 15계명

- 화내거나 분노하지 않는다.
- 스트레스를 받지 말아야 한다.
- 매일 지속적인 유산소 운동을 한다.
- 다른 사람들과 비교하지 말고 자신의 생활에 만족한다.
- 식사 시에는 소금의 양을 줄여야 한다.
- 비만, 당뇨, 고혈압과 같은 성인병을 예방해야 한다.
- 양쪽 손발을 사용해 뇌를 고르게 발달시킨다.
- 난청과 시력장애는 치매로 발전할 수 있으니 치료한다.
- 책읽기나 일기쓰기를 매일해서 뇌를 자극한다.
- 술과 흡연은 하지 않는다.
- 모든 일에 대해서 긍정적인 사고를 갖도록 한다.
- 적정 체중을 유지한다.
- 우울증은 치매의 원인이므로 치료한다.
- 조그만 즐거움에도 웃음과 기쁨을 잃지 않도록 한다.
- 요리나 블록 쌓기를 많이 하여 손 움직임을 많이 한다.

- 식사는 3끼를 규칙적으로 골고루 먹는다.

- 비타민 B_1은 생선, 우유, 닭고기, 현미, 보리, 해바라기씨, 잣 등에 많으며, 뇌의 에너지원인 포도당을 연소시키는 작용을 한다.

- 비타민 B_2는 쇠고기, 돼지고기, 콩류, 견과, 간, 우유 등에 많으며, 뇌의 대사활동에 필수요소로서 기억력 감퇴를 예방한다.

- 비타민 B_{12}는 돼지고기, 귤, 조개 등에 많으며 기억력의 퇴화를 예방할 수 있다.

- 비타민 E는 뇌 세포막의 항산화 작용에 중요한 역할을 하며, 치매 발병 가능성을 낮추고 진행 단계를 늦춘다.

- 비타민 C는 사과, 귤, 오렌지, 풋고추 등에 많으며 유해 산소를 중화시키는 항산화 효과를 가지며, 인지 기능 장애를 예방한다.

- 비타민 D는 치즈, 계란 노른자, 꽁치, 연어 등에 많으며, 낙상 및 우울한 기분을 예방한다.

- 호두는 불포화지방산이 다량 함유되어 있고 뇌신경을 안정시키며, 하루에 3~4개 정도 먹으면 치매예방에 도움이 된다.

- 검은 참깨는 뇌신경 세포의 주성분인 아미노산이 균형있게 들어있어 최고의 두뇌 건강식품이다.

- 콩은 뇌세포의 회복을 도와주는 레시틴과 두뇌 노화촉진을 억제하는 사포닌 성분이 함유되어 있다.

- 식사 시에는 소금의 양을 줄여야 한다.

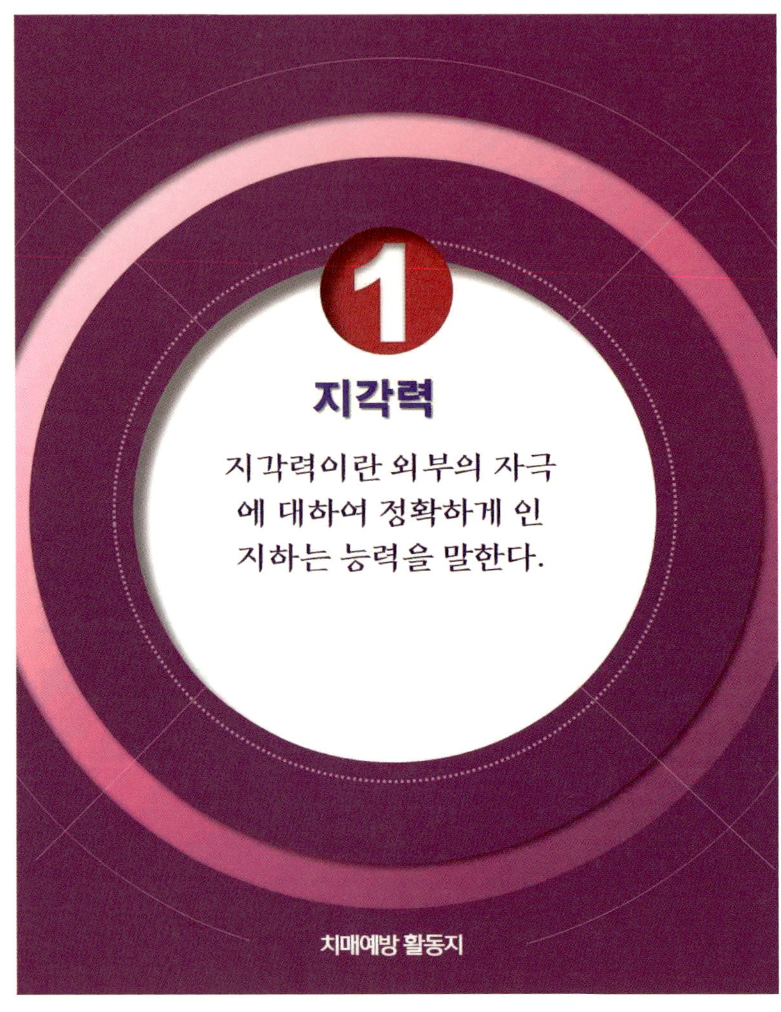

1

지각력

지각력이란 외부의 자극
에 대하여 정확하게 인
지하는 능력을 말한다.

치매예방 활동지

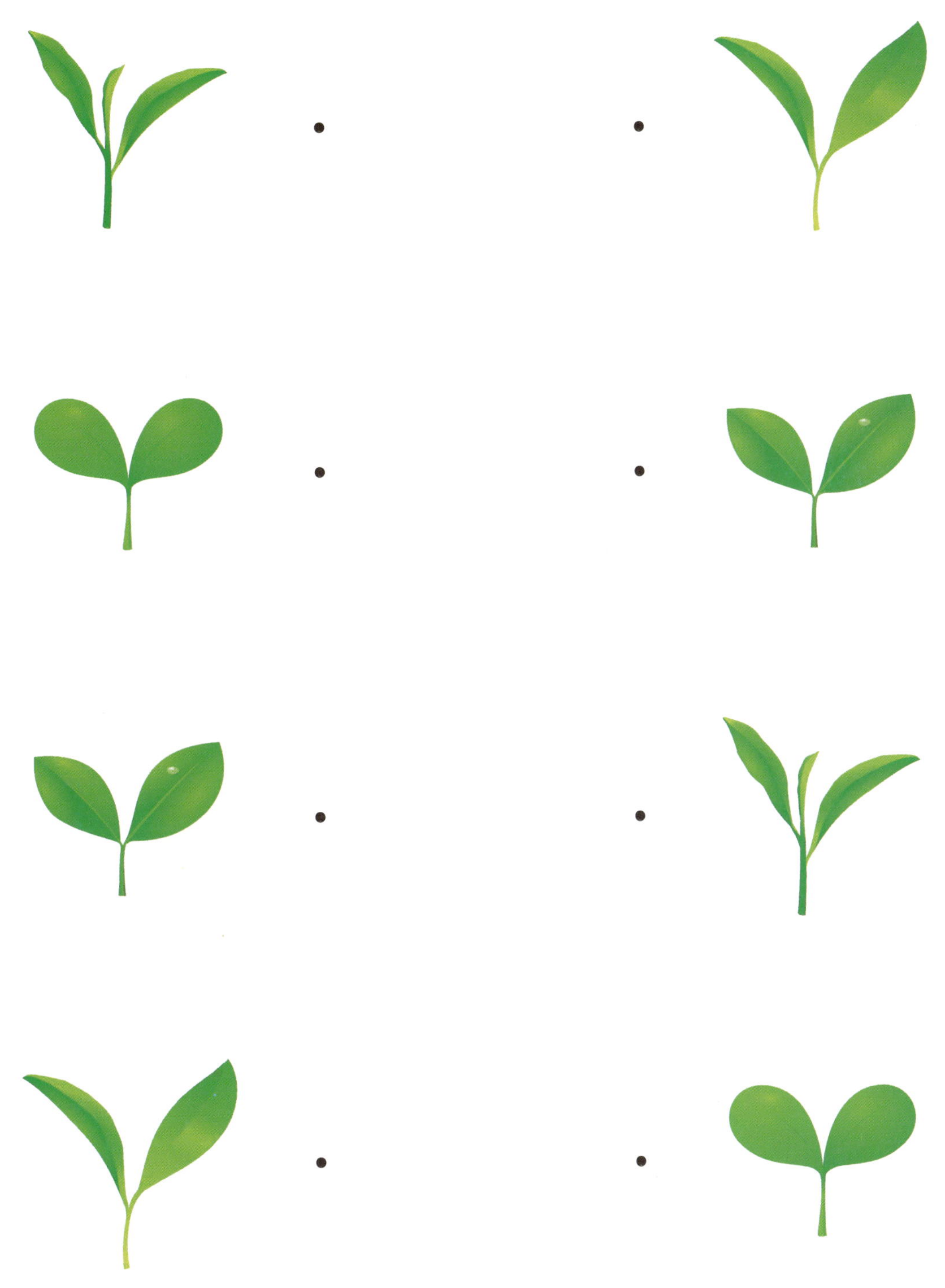

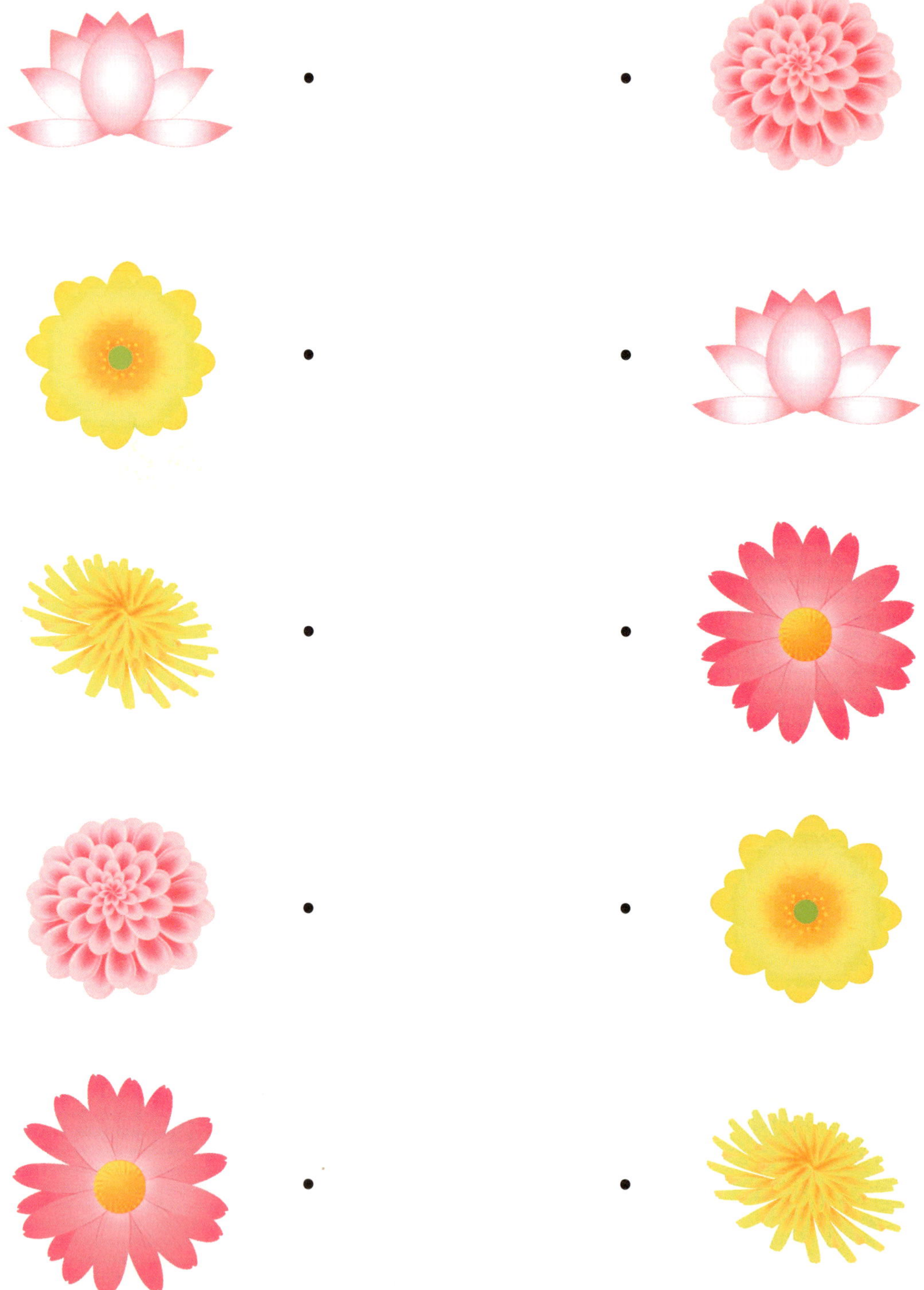

3. 같은 야채 연결

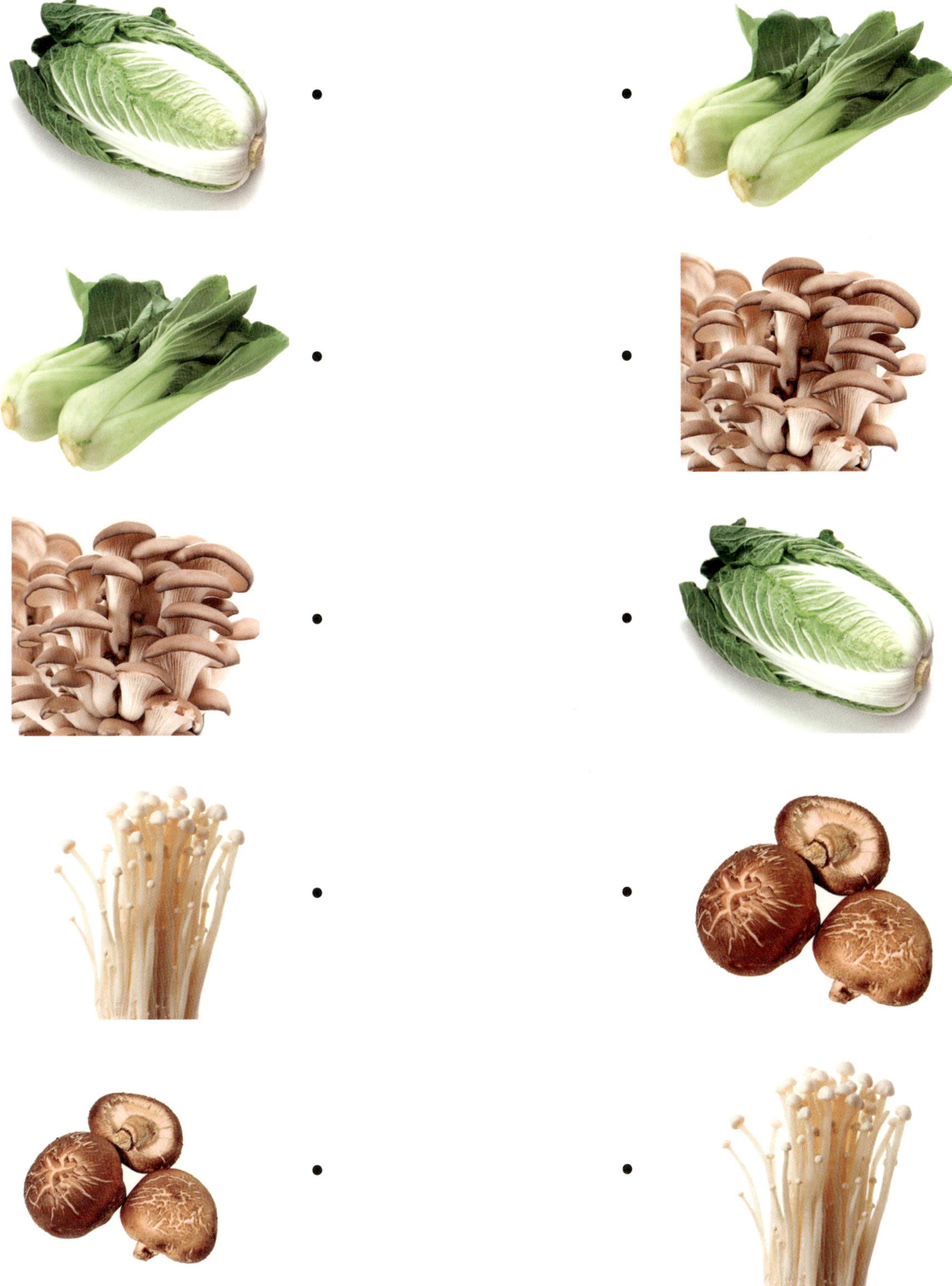

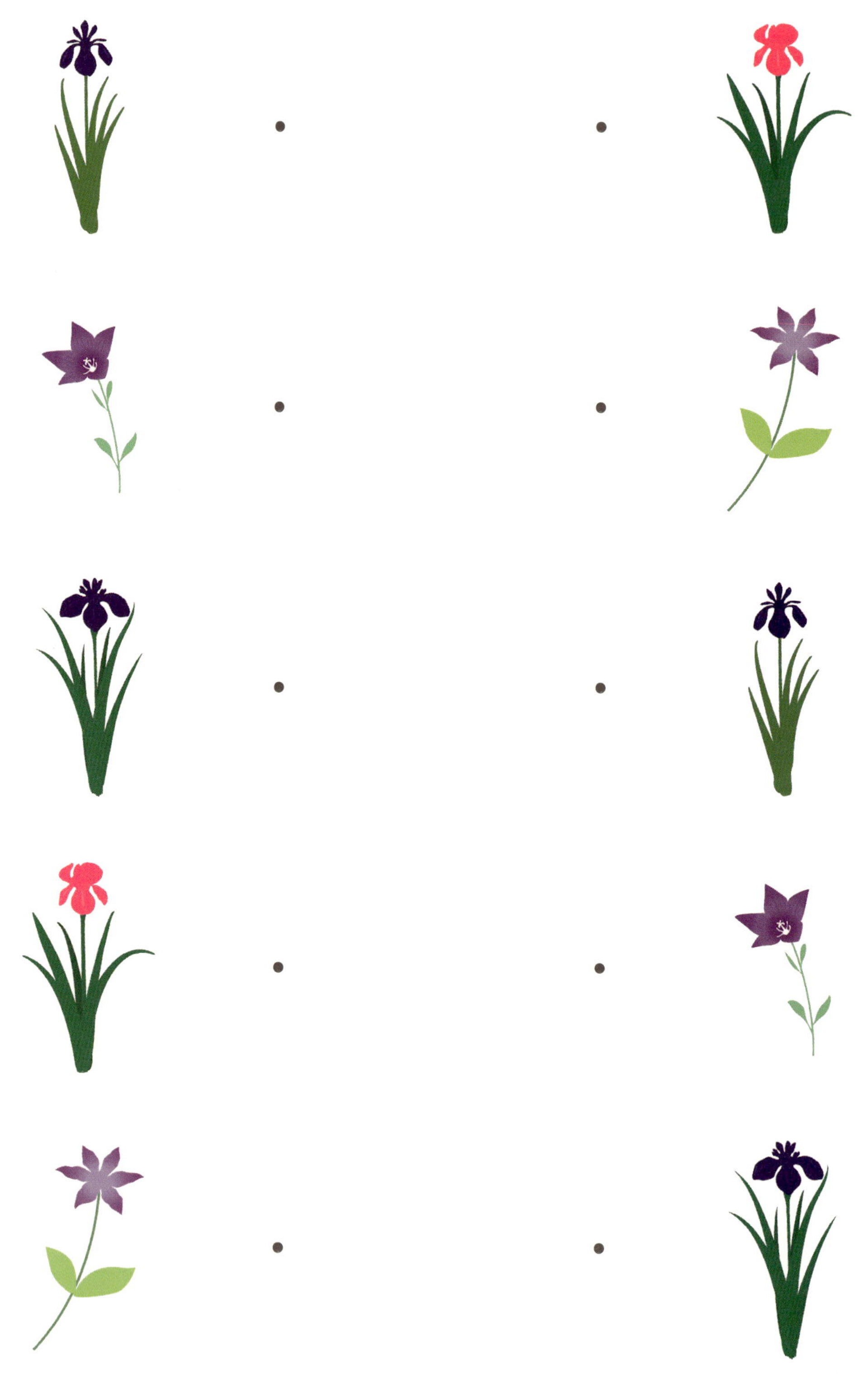

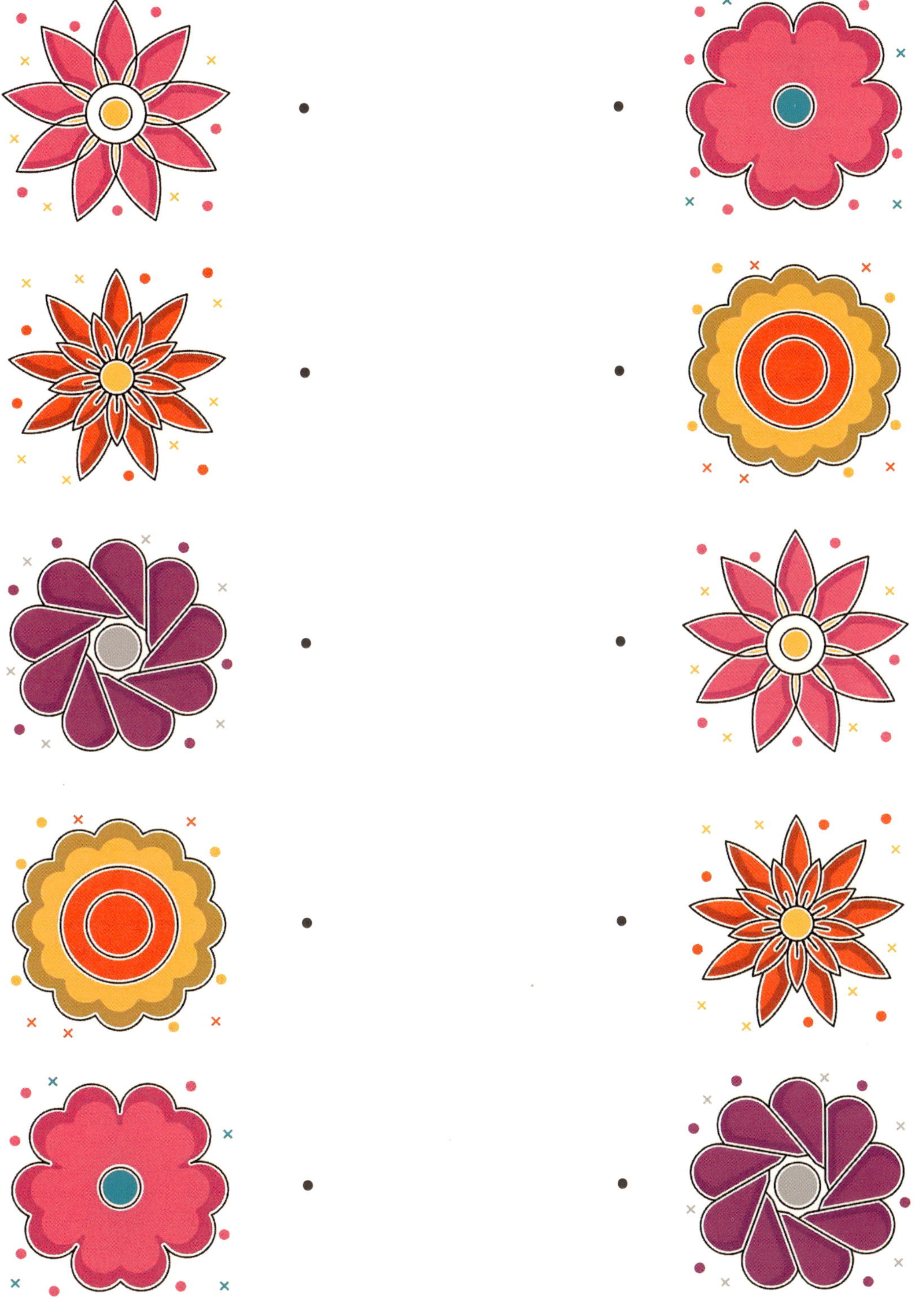

실제 사물의 크기를 떠올리고 크기 순서대로 숫자를 적어 보세요.

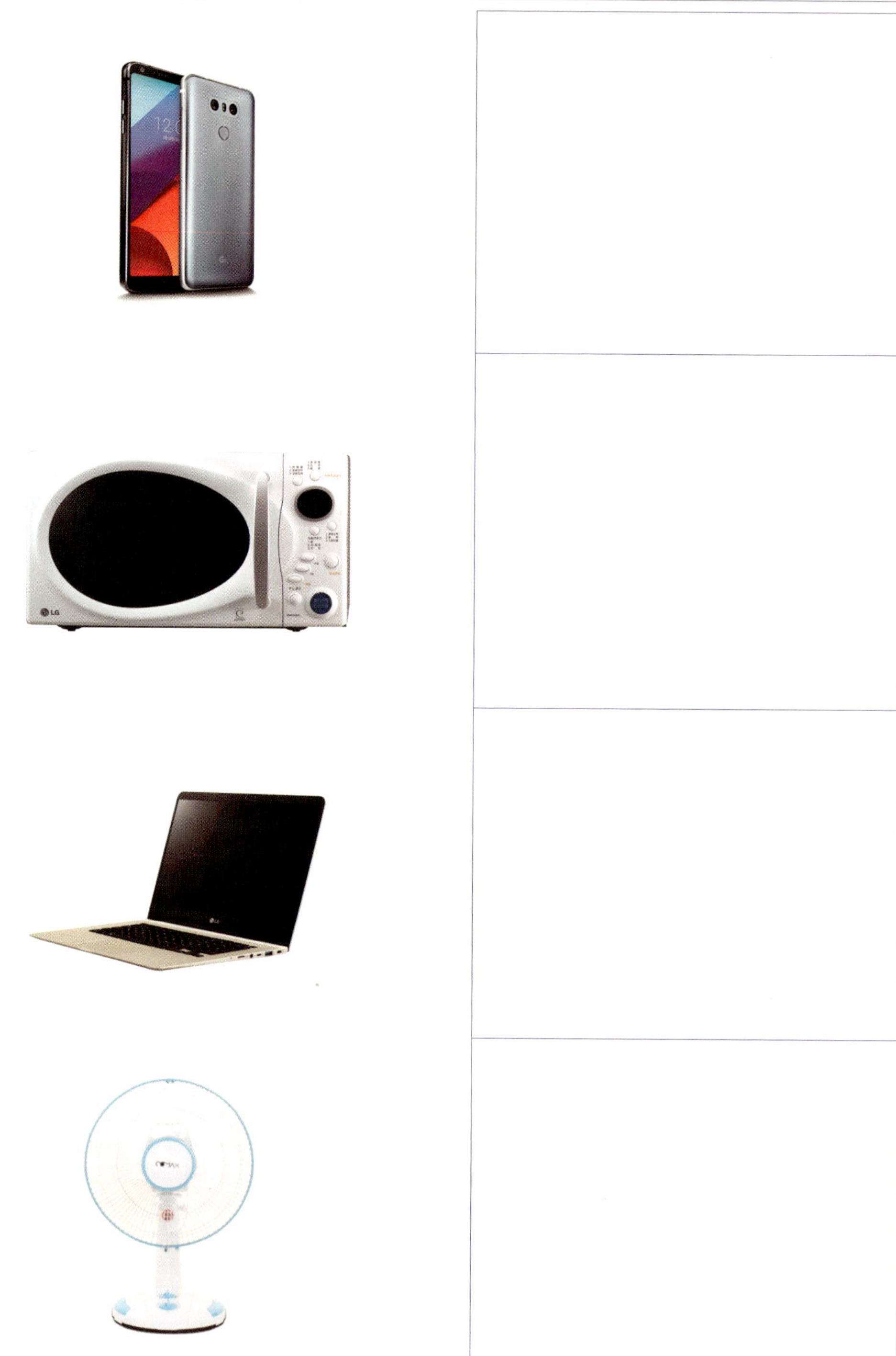

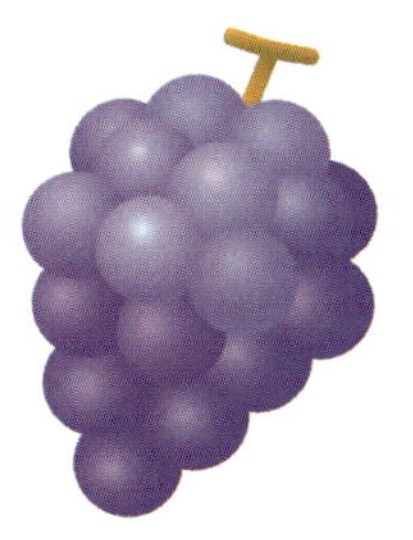 •   •   갈색

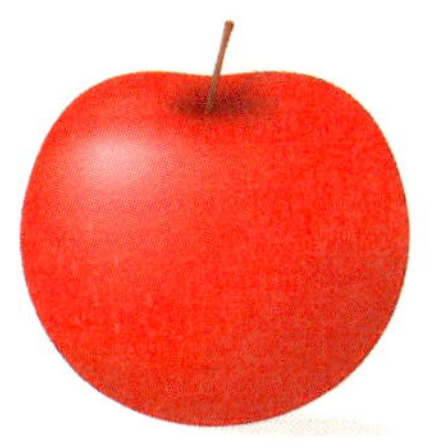 •   •   보라색

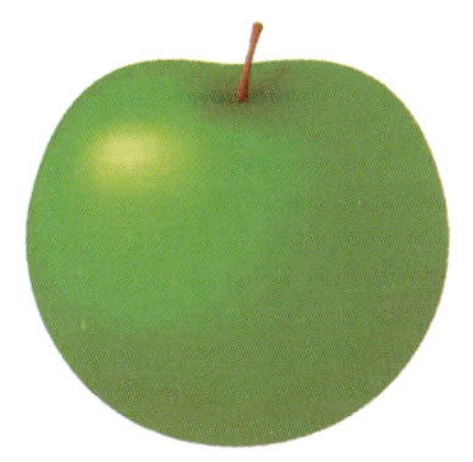 •   •   노란색

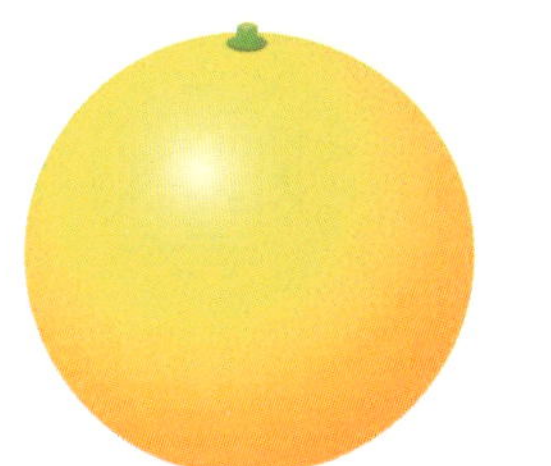 •   •   파란색

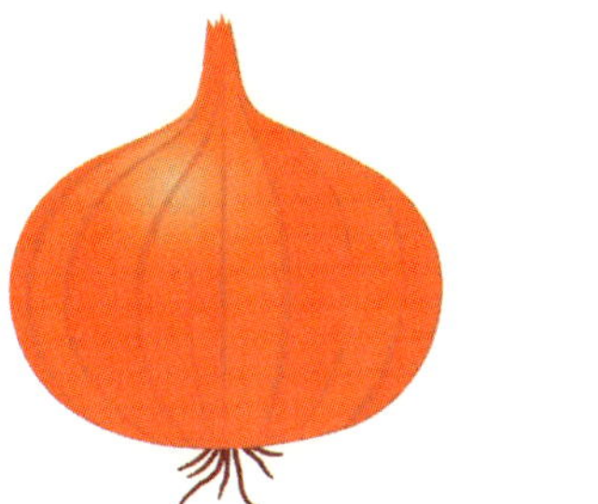 •   •   빨간색

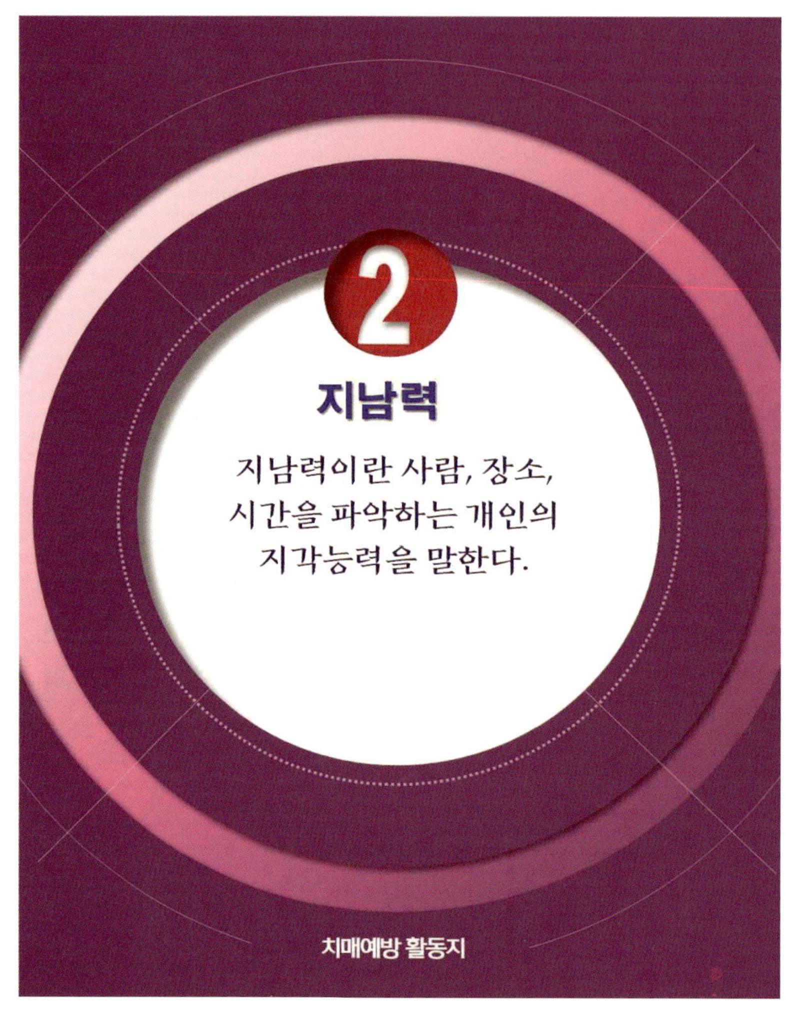
2
지남력
지남력이란 사람, 장소,
시간을 파악하는 개인의
지각능력을 말한다.
치매예방 활동지

👉 내가 좋아하는 음식은 무엇인가요?

👉 내가 좋아하는 반찬은 무엇인가요?

👉 아침에 먹은 음식은 무엇인가요?

👉 내가 가장 잘하는 요리는 무엇인가요?

👉 어떤 맛을 좋아하나요?

① 단맛　　　　　② 짠맛

③ 쓴맛　　　　　④ 신맛

⑤ 매운맛　　　　⑥ 기타

2. 장소

☞ 내가 있는 곳은 어디인가요?
① 도시   ② 농촌   ③ 어촌   ④ 산촌

☞ 내가 있는 곳은 어디인가요?
① 서울특별시   ② 광역시
③ 시   ④ 군

☞ 내가 있는 곳의 시·군의 이름은 어떻게 되나요?

☞ 내가 있는 곳의 동 이름은 어떻게 되나요?

☞ 내가 있는 곳의 건물 이름은 무엇인가요?

☞ 나는 지금 몇 층에 있나요?

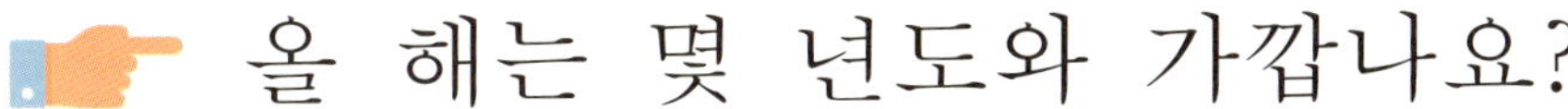 올 해는 몇 년도와 가깝나요?

① 1900년　　② 1950년

③ 2000년　　④ 2050년

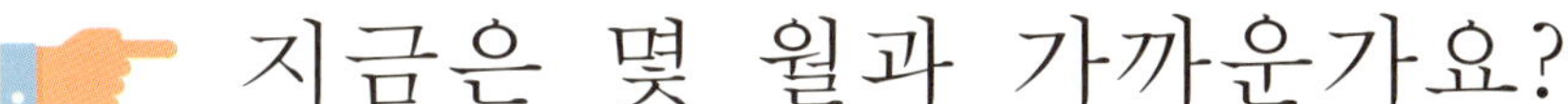 지금은 몇 월과 가까운가요?

① 1월　　② 4월

③ 7월　　④ 10월

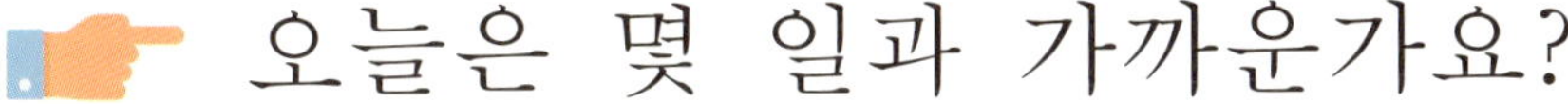 오늘은 몇 일과 가까운가요?

① 1일　　② 10일

③ 20일　　④ 30일

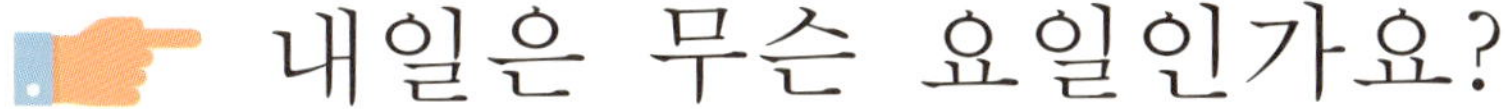 내일은 무슨 요일인가요?

지금은 한 달 중 어디에 속하나요?

① 초순　　② 중순　③ 하순

4. TV 프로그램

👉 가장 최근에 본 TV 프로그램의 이름은 무엇인가요?

👉 프로그램은 어떤 프로그램이었나요?
① 뉴스　　　　　② 연속극
③ 쇼　　　　　　④ 가요　　　⑤ 기타

👉 TV는 언제 보았나요?

👉 TV를 얼마나 보았는가요?

👉 TV를 보고 느낀 점은 뭔가요?

5. 건강

☞ 어디가 아픈가요?

☞ 눈은 어떤가요?

☞ 소리는 잘 들리나요?

☞ 맛은 잘 느끼나요?

☞ 어떤 운동을 하나요?

장보는 시간 표시	TV보는 시간 표시

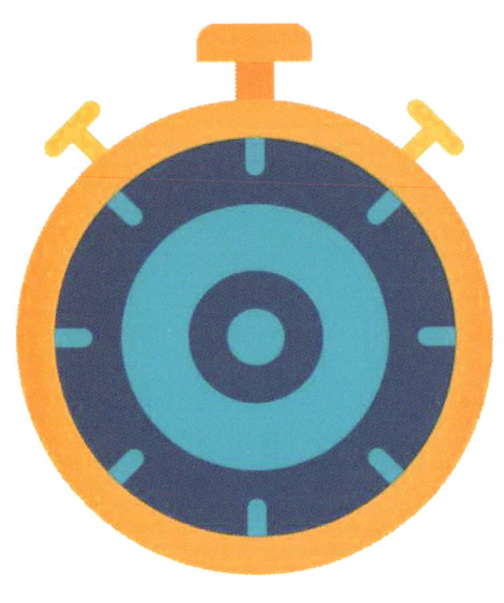 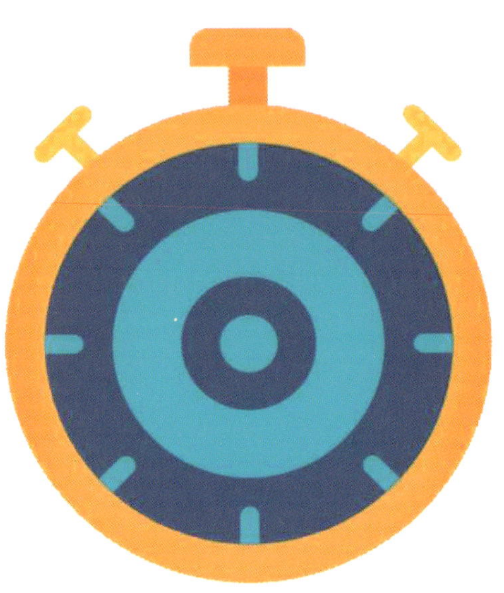

가장 좋은 시간 표시	가장 싫은 시간 표시

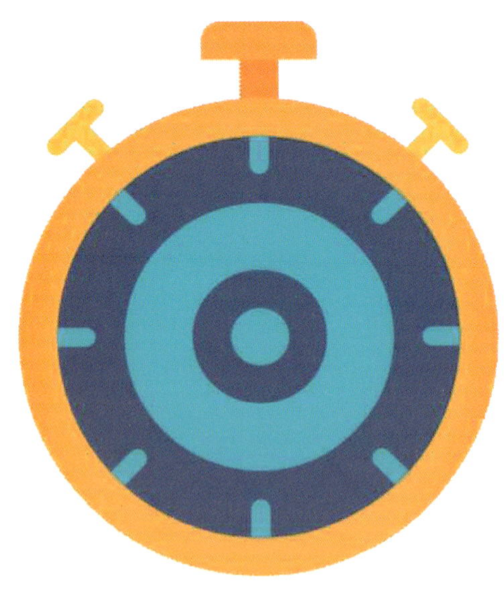 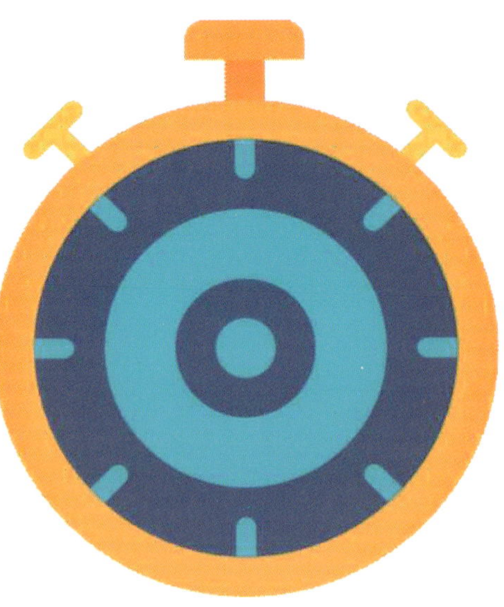

7. 날짜 알기

- 구정이 있는 달의 달력을 만들어 보세요.
- 구정을 표시해보세요.
- 구정에는 무엇을 해야 하는지 적어 보세요.

일	월	화	수	목	금	토

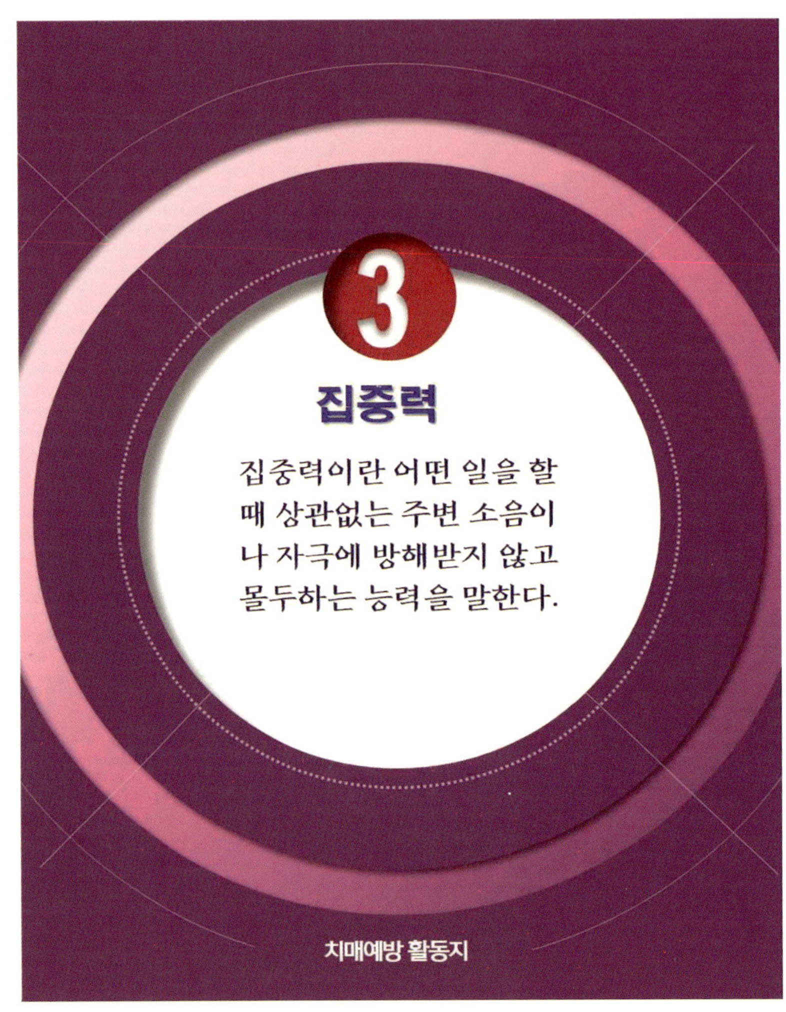
3
집중력
집중력이란 어떤 일을 할
때 상관없는 주변 소음이
나 자극에 방해받지 않고
몰두하는 능력을 말한다.
치매예방 활동지

1. 빠진 숫자 찾기

👤 1부터 30의 숫자입니다. 중간에 빠진 숫자를 5분 안에 찾아 적어보세요.

7	26	18	12	4
13	30	5	19	29
3	27	1	20	22
9	23	28	24	15
11	17	8	25	6

가부터 커까지의 한글을 순서대로 2분 안에 찾아보세요. 같은 방식으로 5번 해보세요.

다	자	머	버	마
사	더	가	러	타
카	파	서	나	너
라	처	하	커	차
거	아	어	저	바

위 그림과 아래 그림에서 다른 부분을 찾아보세요.

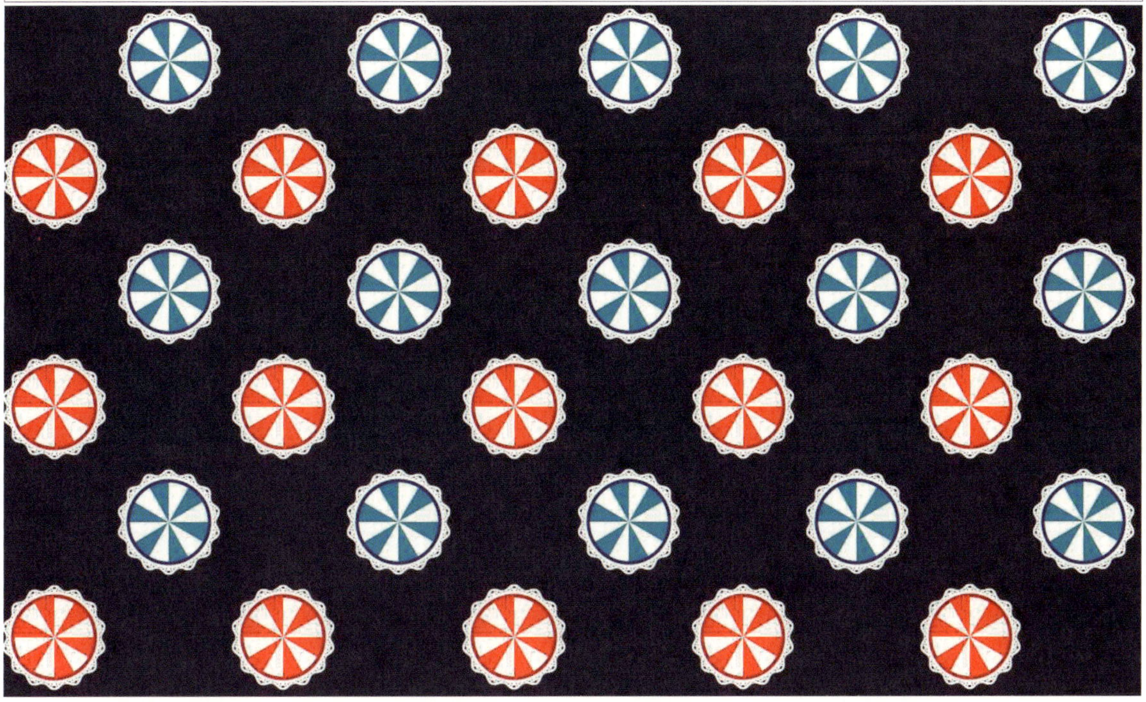

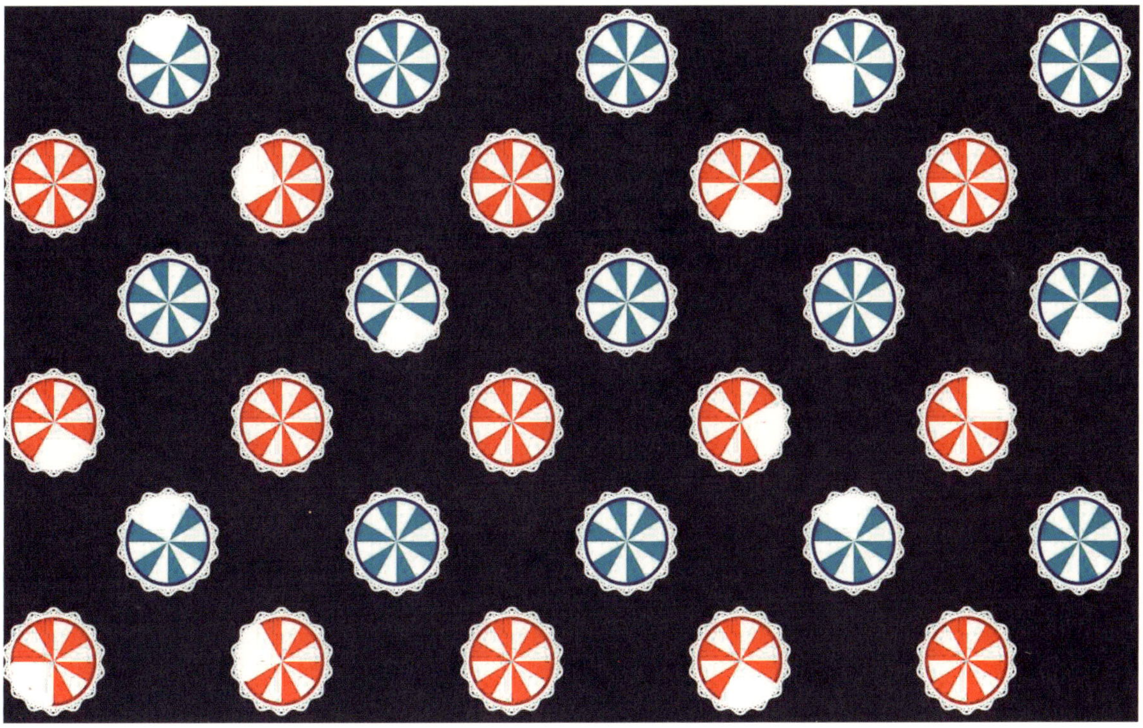

열매가 없는 그림에 동그라미를 해보세요.

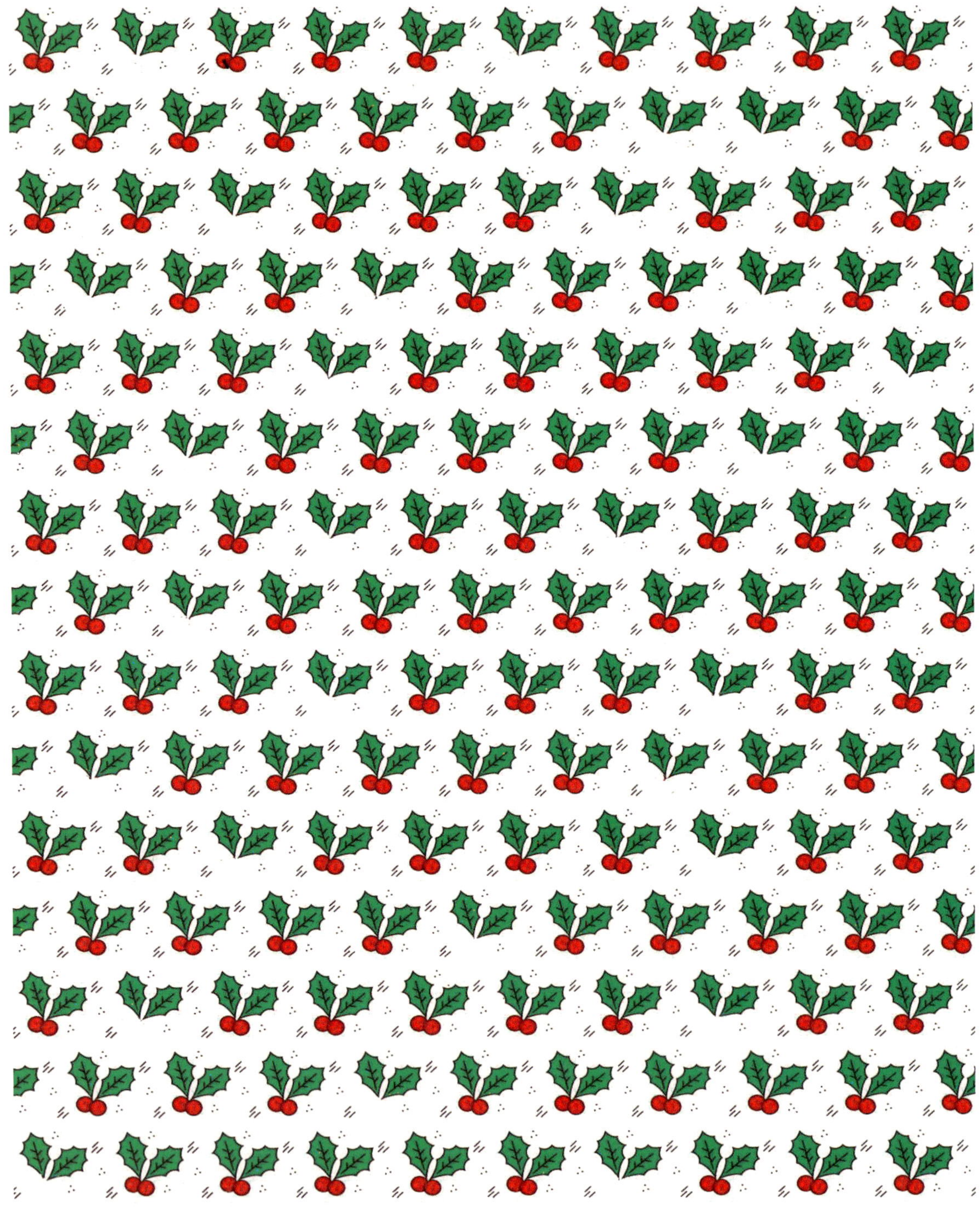

출발에서 도착까지 길을 찾아보세요.

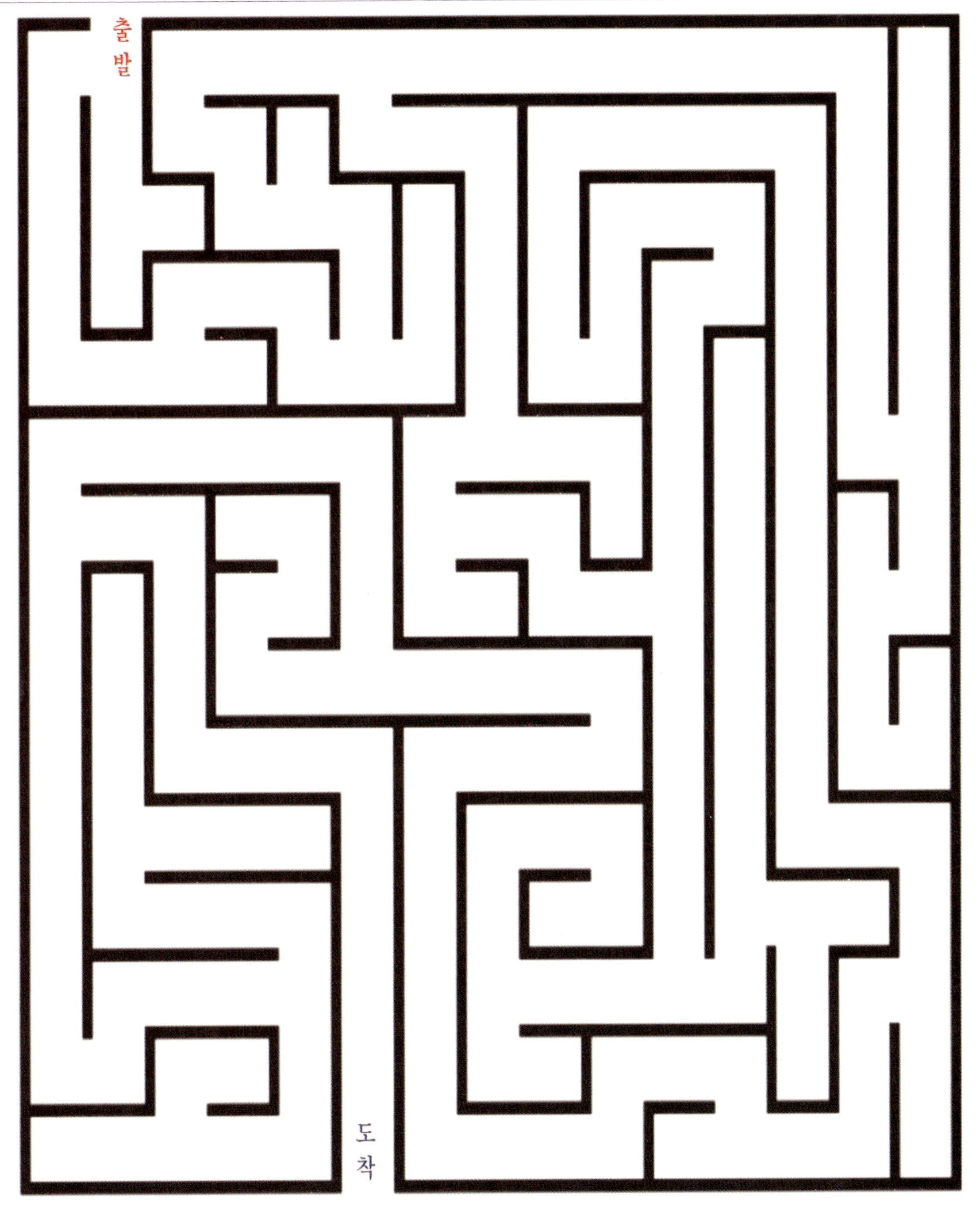

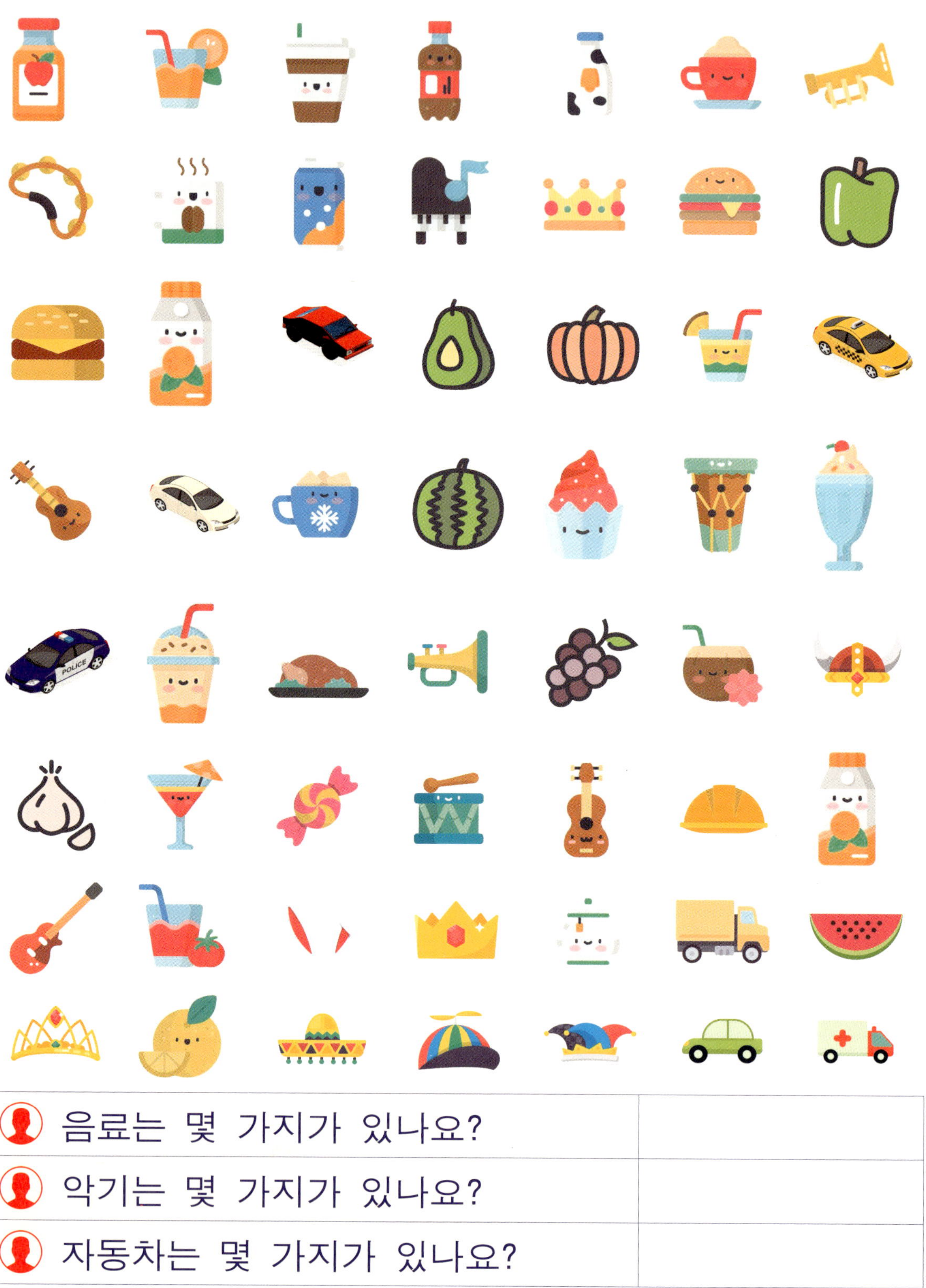

음료는 몇 가지가 있나요?	
악기는 몇 가지가 있나요?	
자동차는 몇 가지가 있나요?	

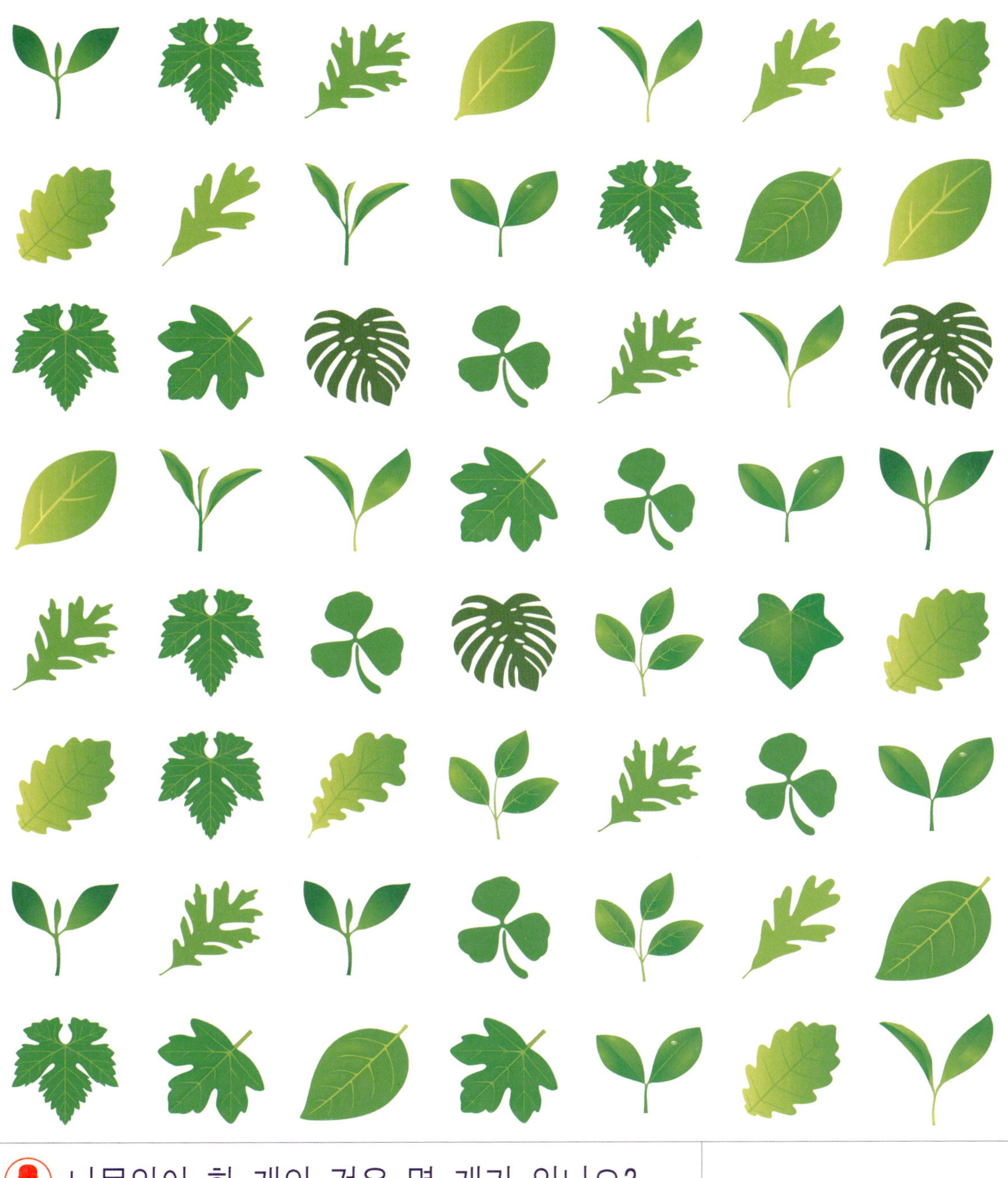

🔴 나뭇잎이 한 개인 것은 몇 개가 있나요?	
🔴 나뭇잎이 두 개인 것은 몇 개가 있나요?	
🔴 나뭇잎이 세 개인 것은 몇 개가 있나요?	

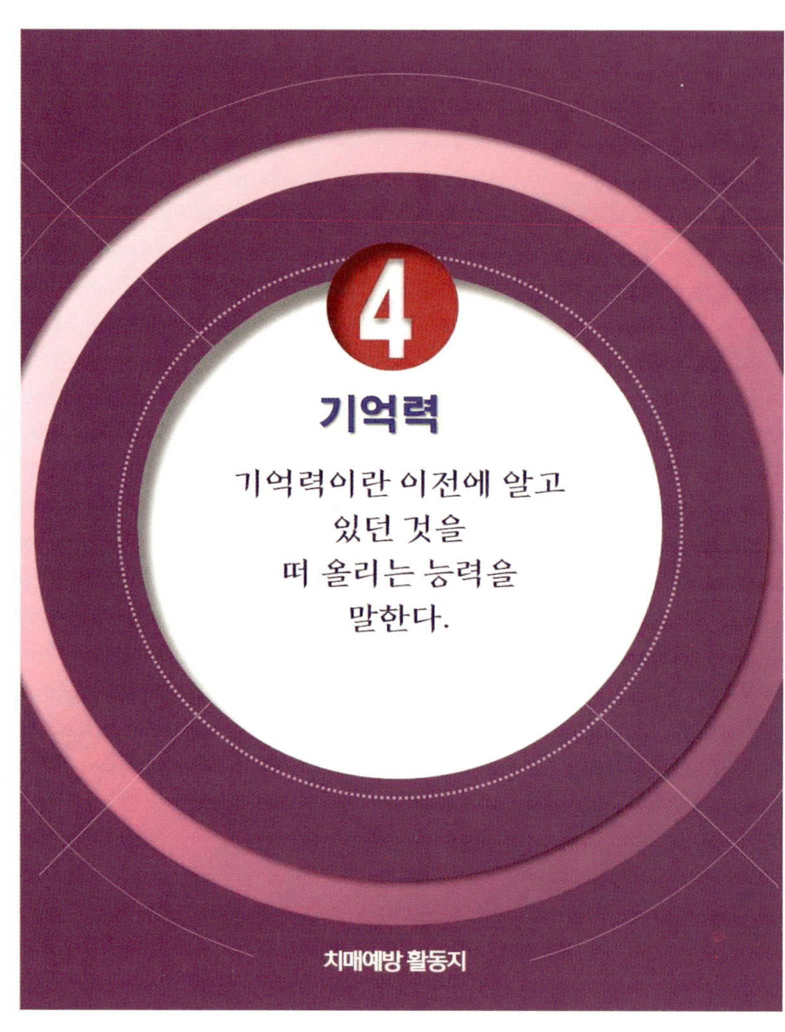
4
기억력
기억력이란 이전에 알고
있던 것을
떠 올리는 능력을
말한다.
치매예방 활동지

1. 가전제품

👤 가전제품의 이름을 적고, 용도를 말해보세요. 그리고 무엇이 있는지 기억해 두세요.

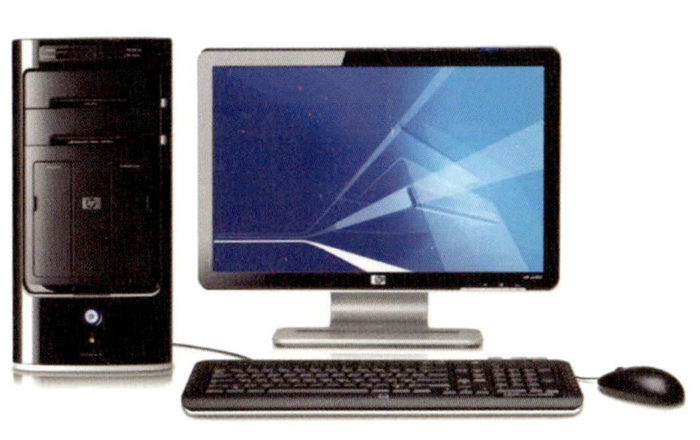

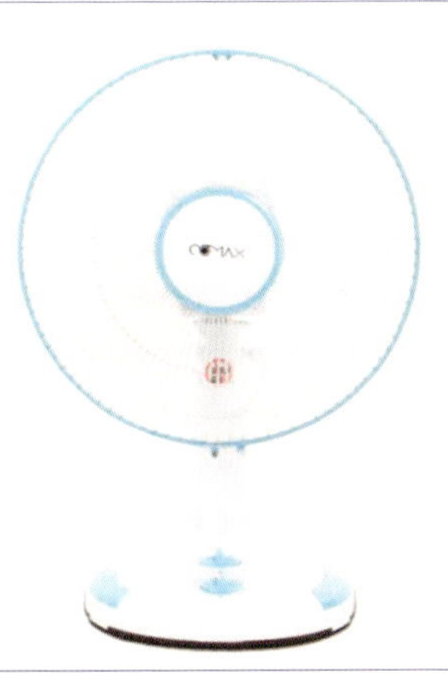

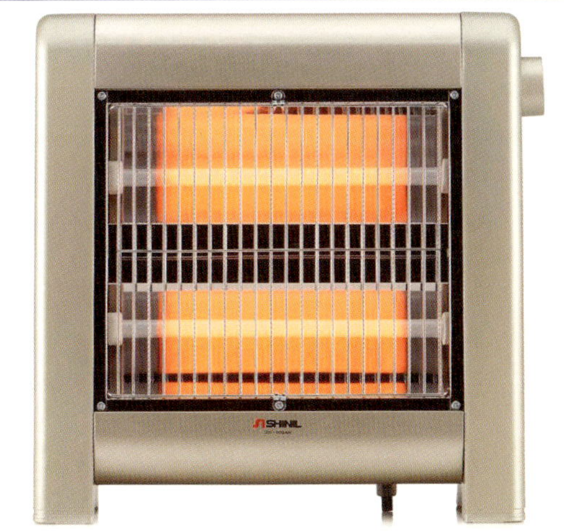

👤 책을 덮고 1분 뒤에 어떤 것이 있었는지 말해보세요.

2. 직업

👤 직업의 이름을 적고, 용도를 말해보세요. 그리고 무엇이 있는지 기억해 두세요.

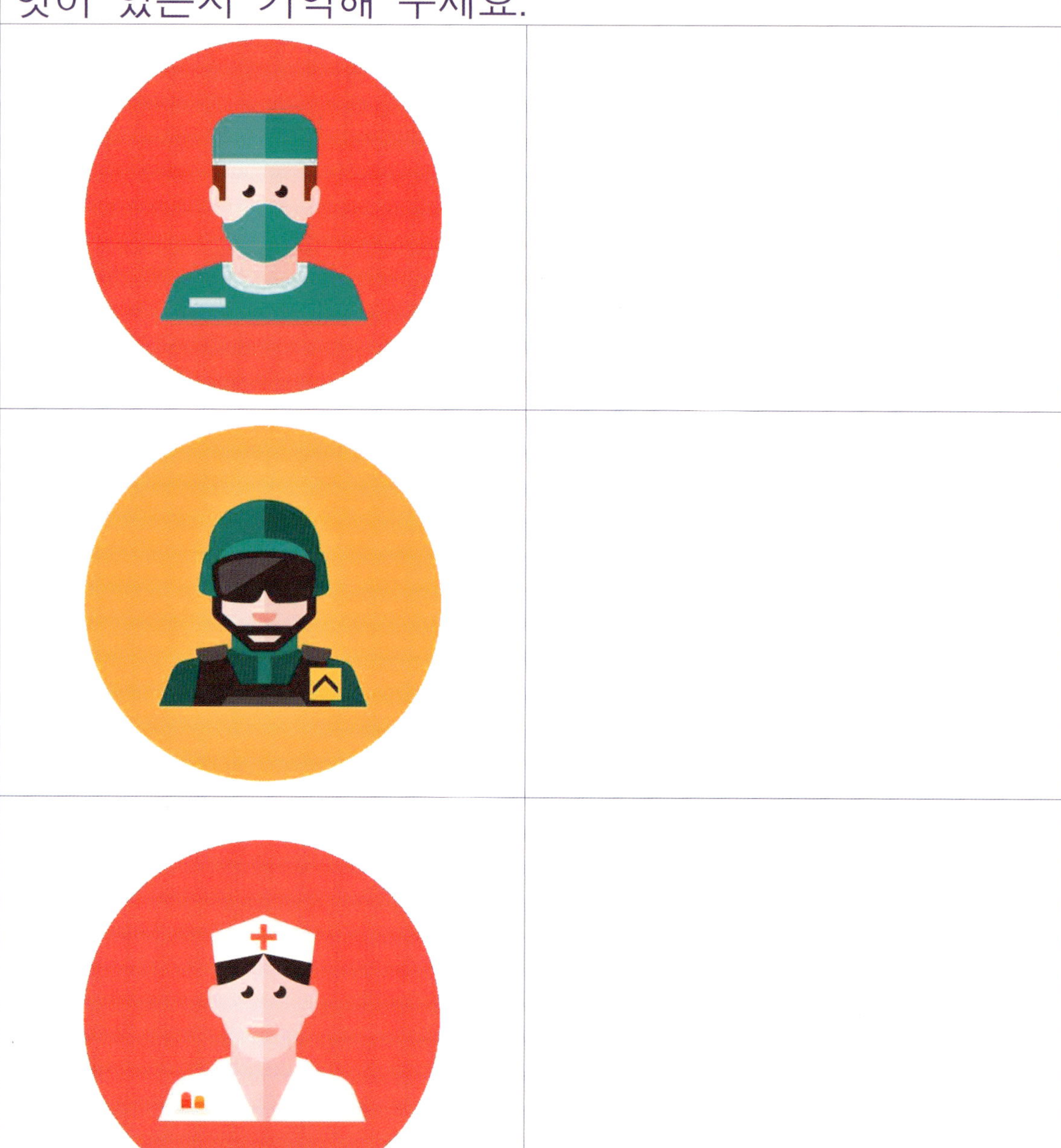

👤 책을 덮고 1분 뒤에 어떤 것이 있었는지 말해보세요.

👤 야채의 이름을 적고, 용도를 말해보세요. 그리고 무엇이 있는지 기억해 두세요.

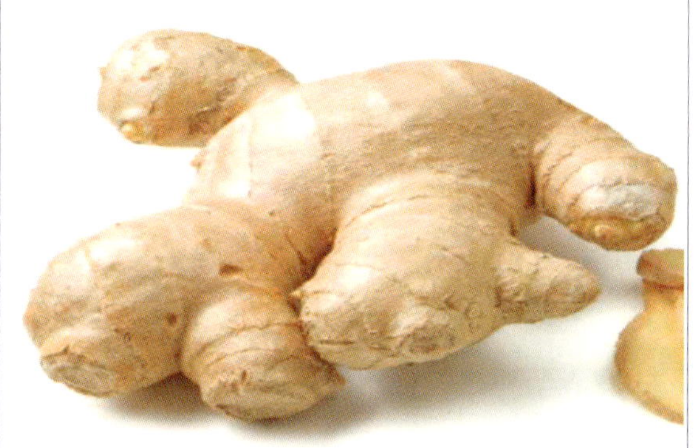

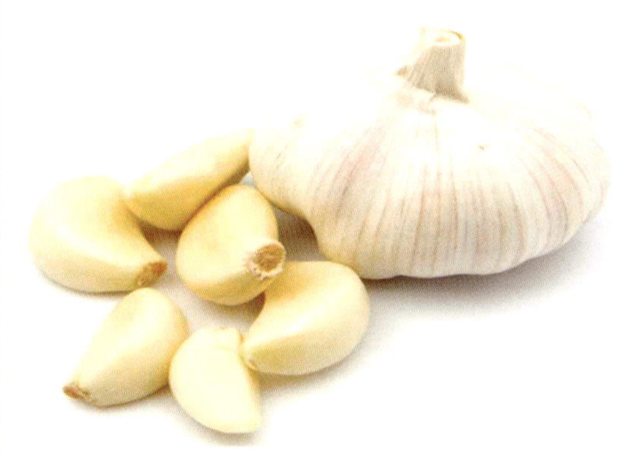

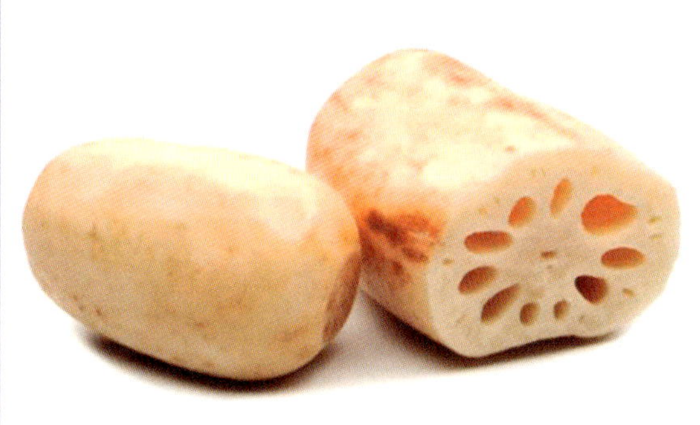

👤 책을 덮고 1분 뒤에 어떤 것이 있었는지 말해보세요.

👤 가방의 이름을 적고, 용도를 말해보세요. 그리고 무엇이 있는지 기억해 두세요.

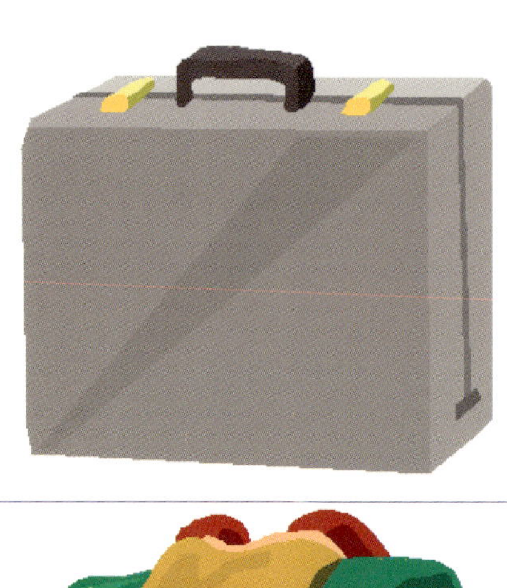	
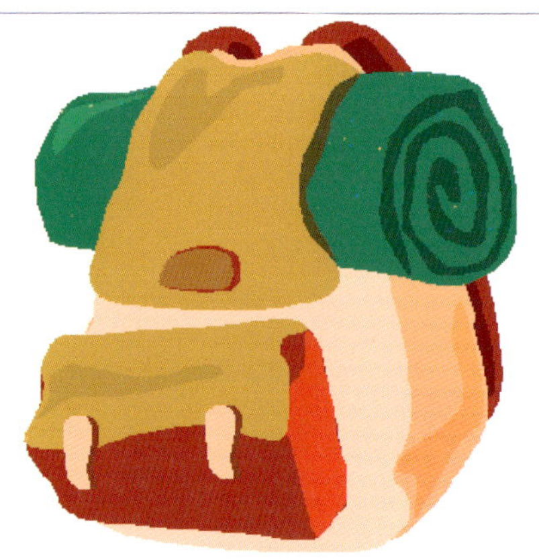	
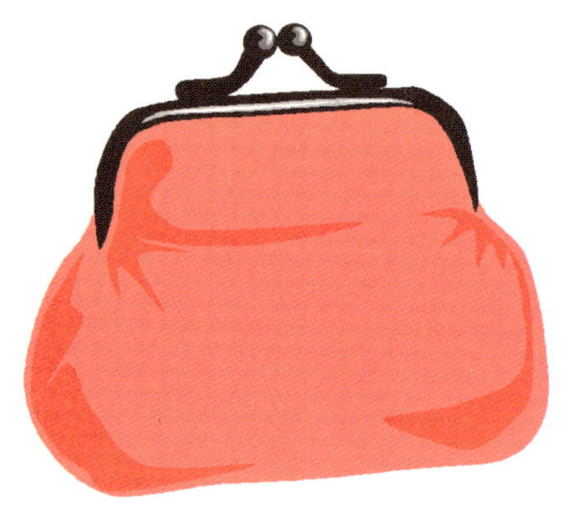	

👤 책을 덮고 1분 뒤에 어떤 것이 있었는지 말해보세요.

교통수단의 이름을 적고, 용도를 말해보세요. 그리고 무엇이 있는지 기억해 두세요.

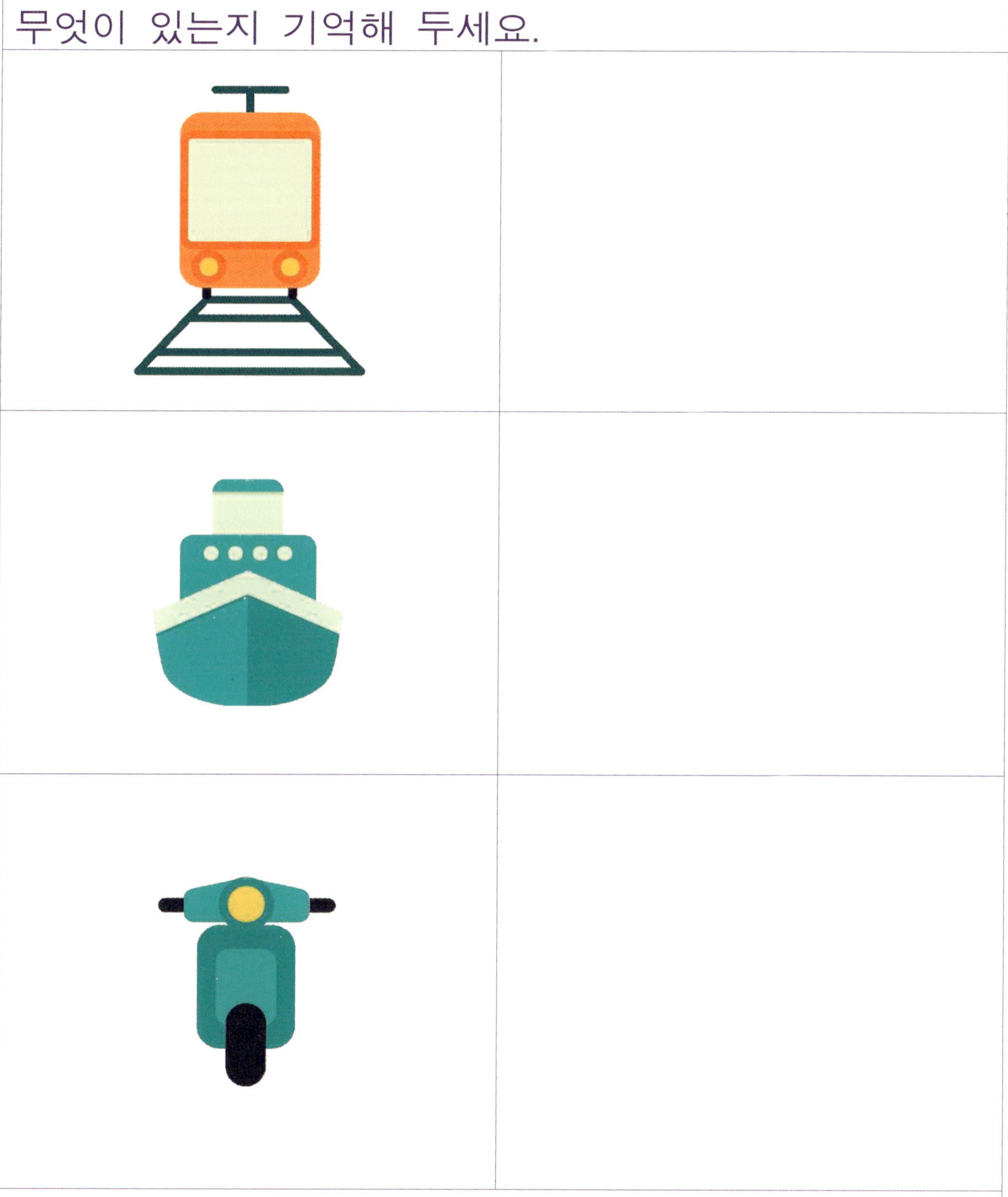

책을 덮고 1분 뒤에 어떤 것이 있었는지 말해보세요.

👤 사물의 이름을 적고, 용도를 말해보세요. 그리고 무엇이 있는지 기억해 두세요.

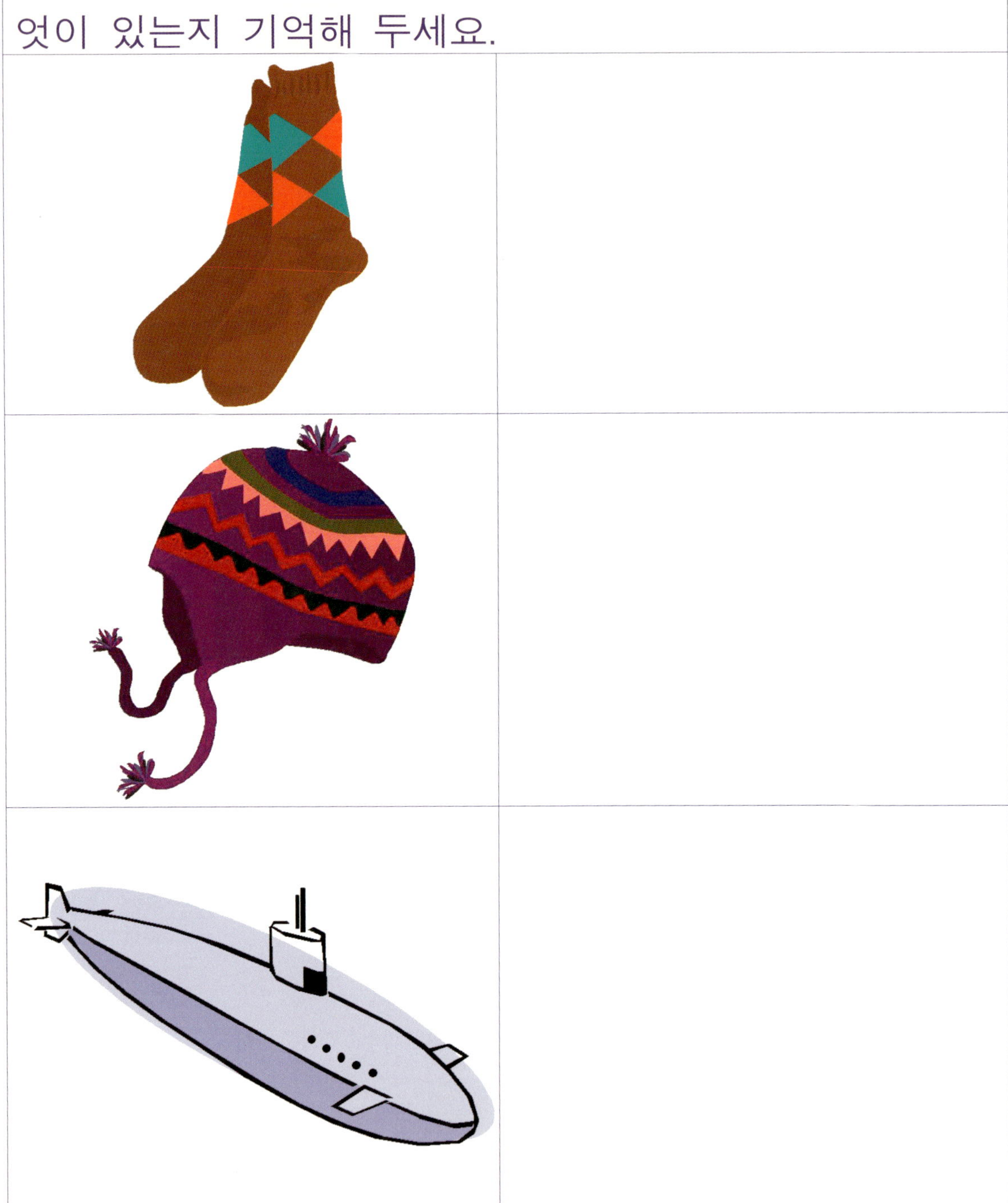

👤 책을 덮고 1분 뒤에 어떤 것이 있었는지 말해보세요.

👤 사물의 이름을 적고, 용도를 말해보세요. 그리고 무엇이 있는지 기억해 두세요.

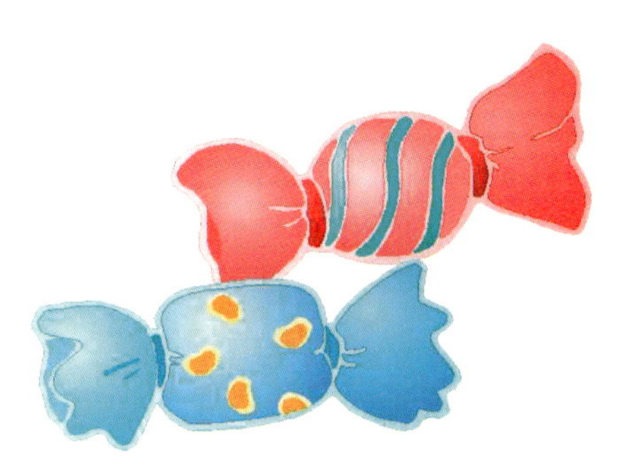	
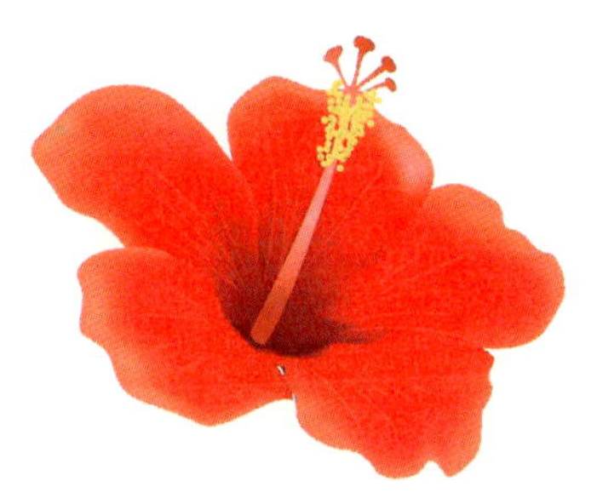	
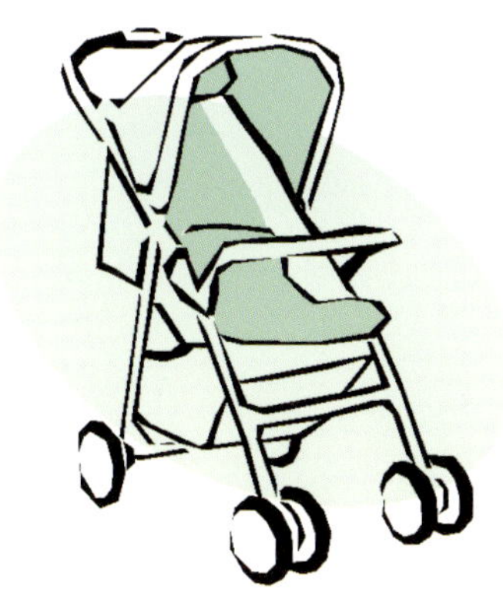	

👤 책을 덮고 1분 뒤에 어떤 것이 있었는지 말해보세요.

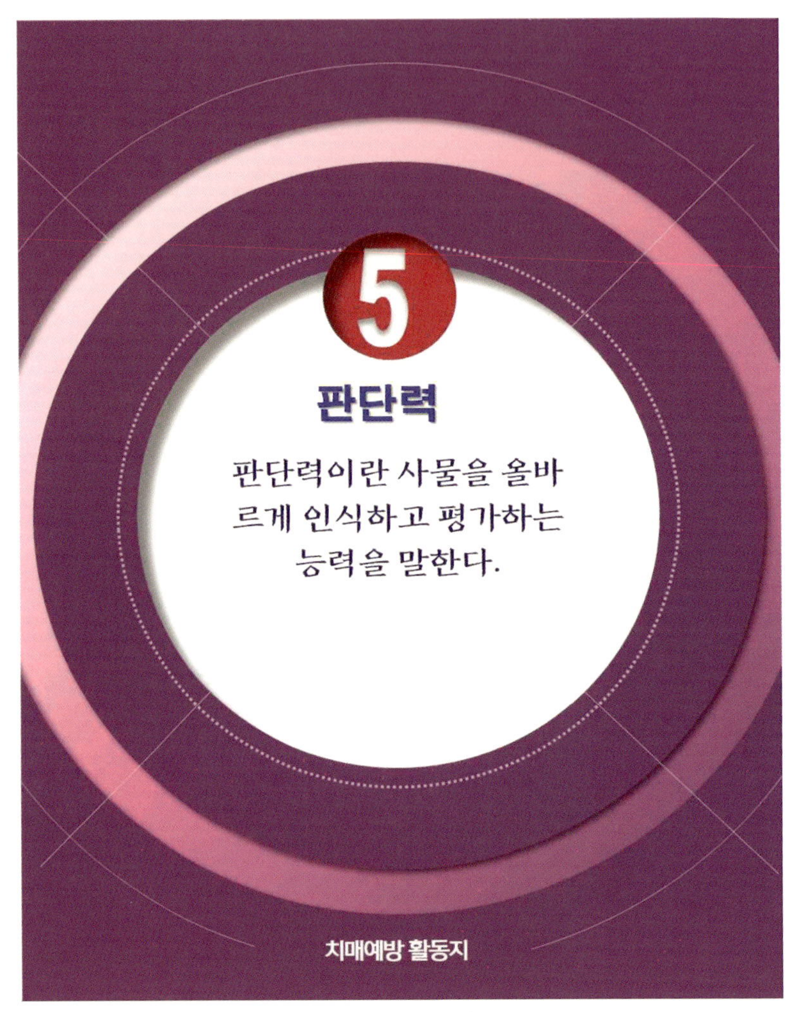

5
판단력
판단력이란 사물을 올바
르게 인식하고 평가하는
능력을 말한다.
치매예방 활동지

아래 얼굴은 어떤 표정인가요? 어떨 때 이런 표정을 지을까요?

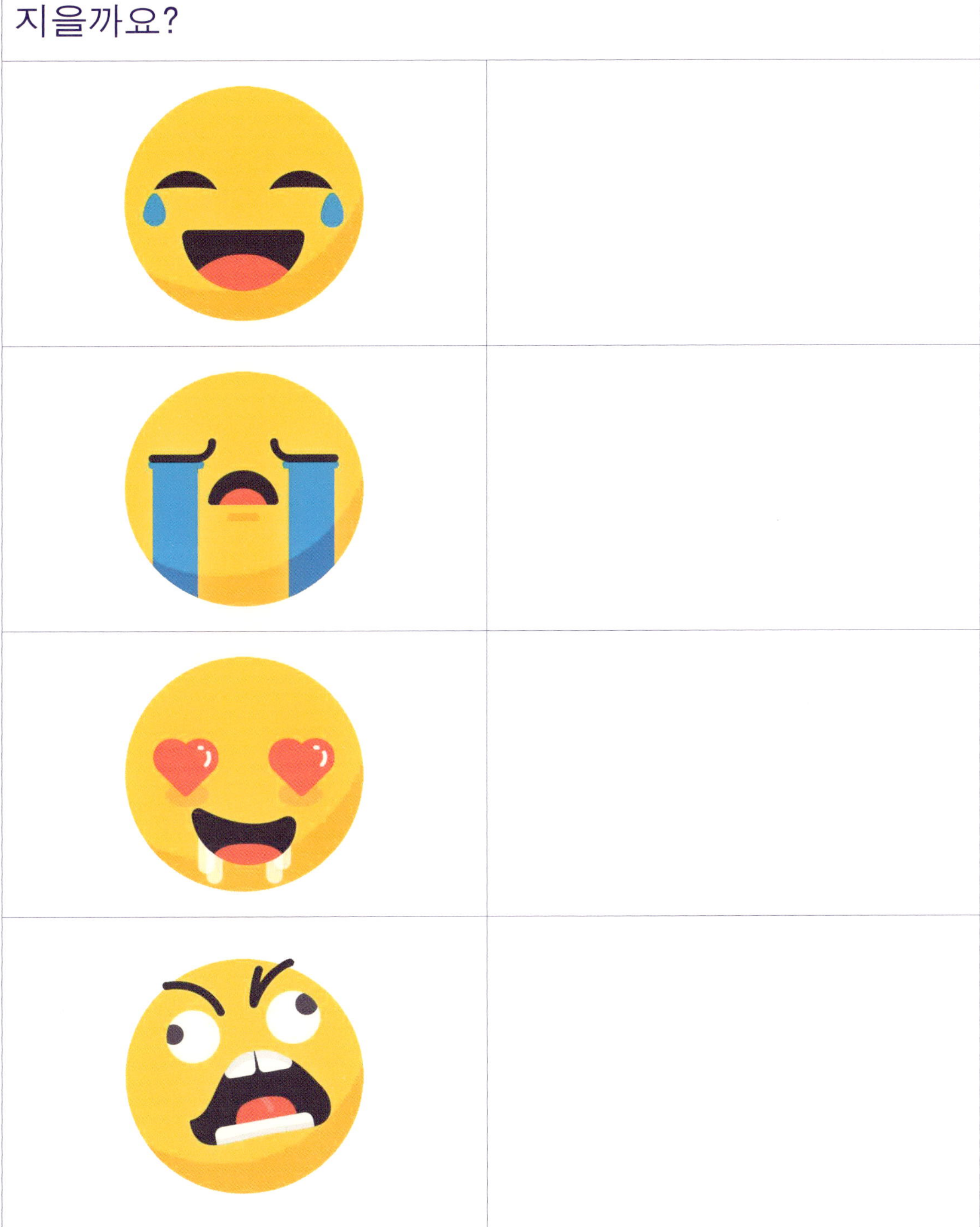

👤 왼쪽 물건의 이름을 쓰고, 용도를 적으세요.

👤 이 물건들의 공통점은 무엇인가요?

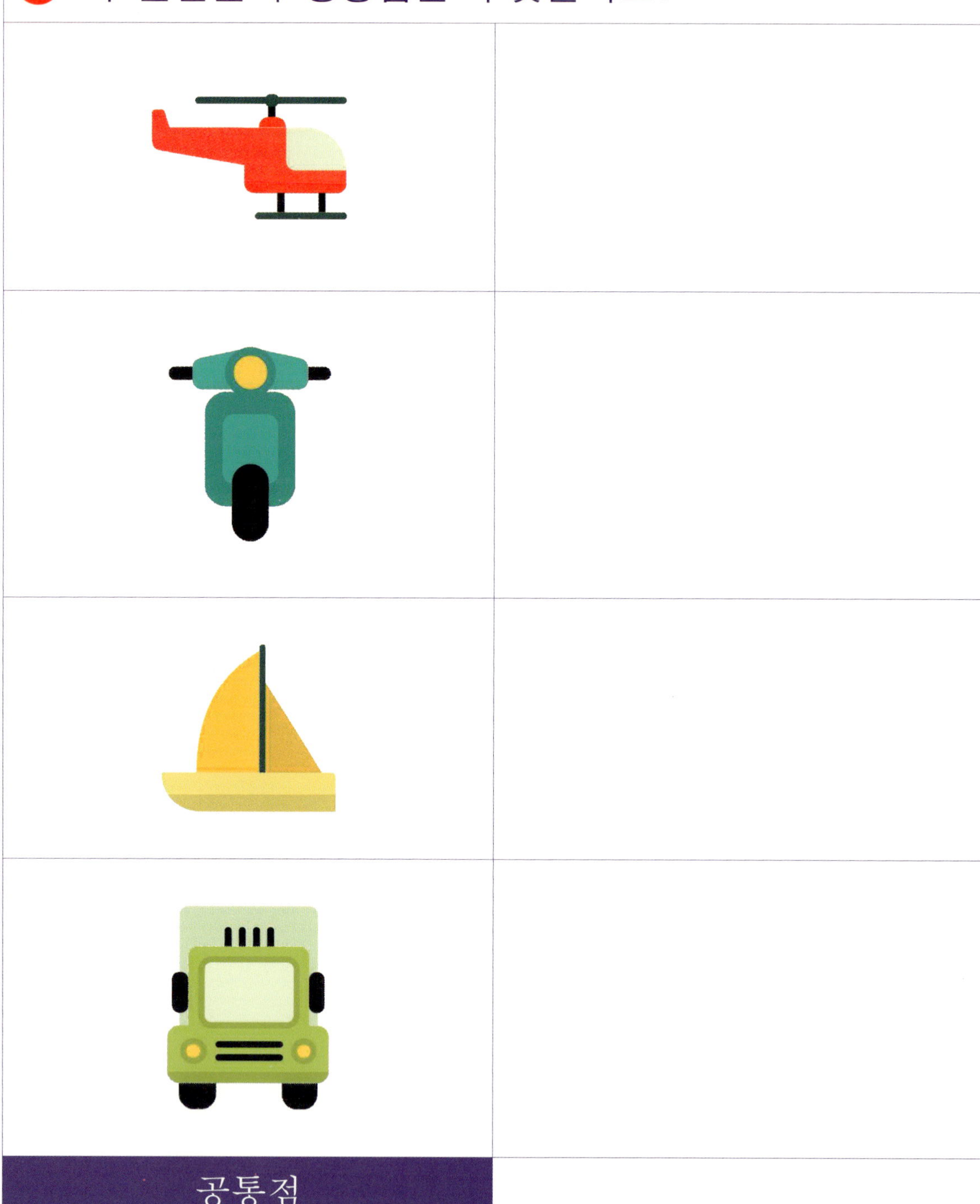

공통점	

왼쪽의 상황이 생기면 어떻게 하실지 적어보세요.	
마트에서 물건을 사려는데 돈이 떨어졌을 때	
손자가 용돈을 달라고 할 때	
오래 만에 친구를 만났을 때	
자녀들이 집을 방문했을 때	

👤 왼쪽의 상황이 생기면 어떻게 하실지 적어보세요.

친구가 식사를 사주었을 때	
옆집에서 떡을 보내주었을 때	
무거운 짐을 다른 사람이 들어 주었을 때	
버스를 탔는데 경로석에 학생이 앉아 있을 때	

왼쪽의 그림을 보고 무엇을 하는지를 적으세요.

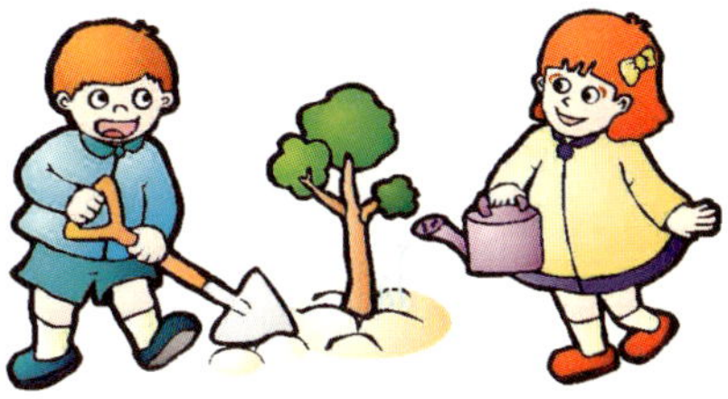

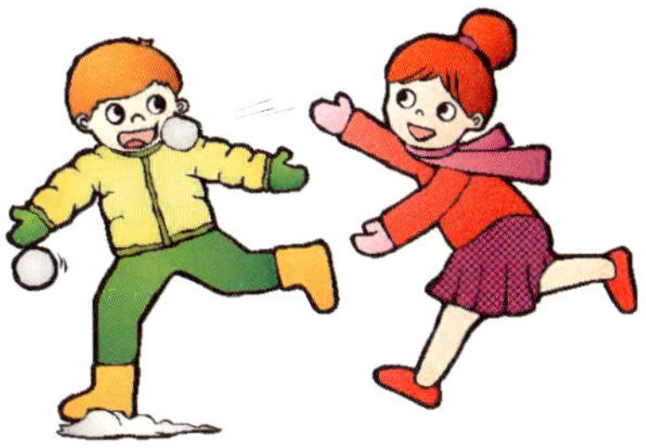

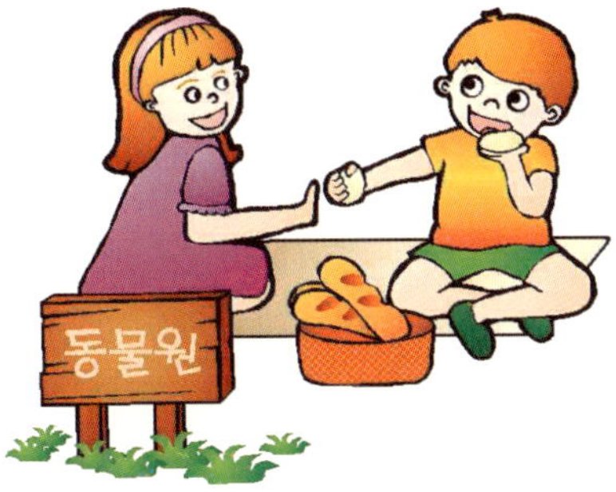

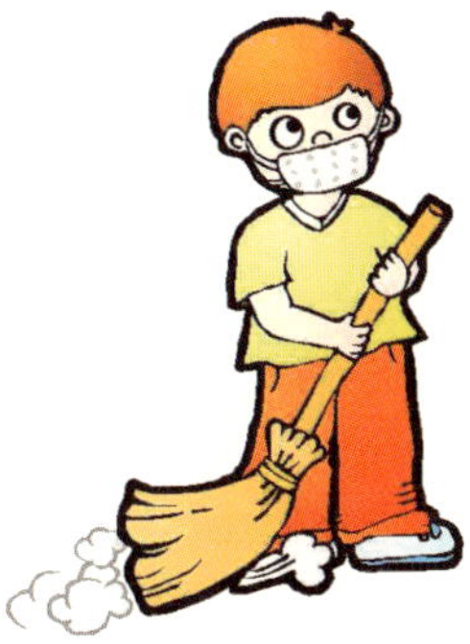

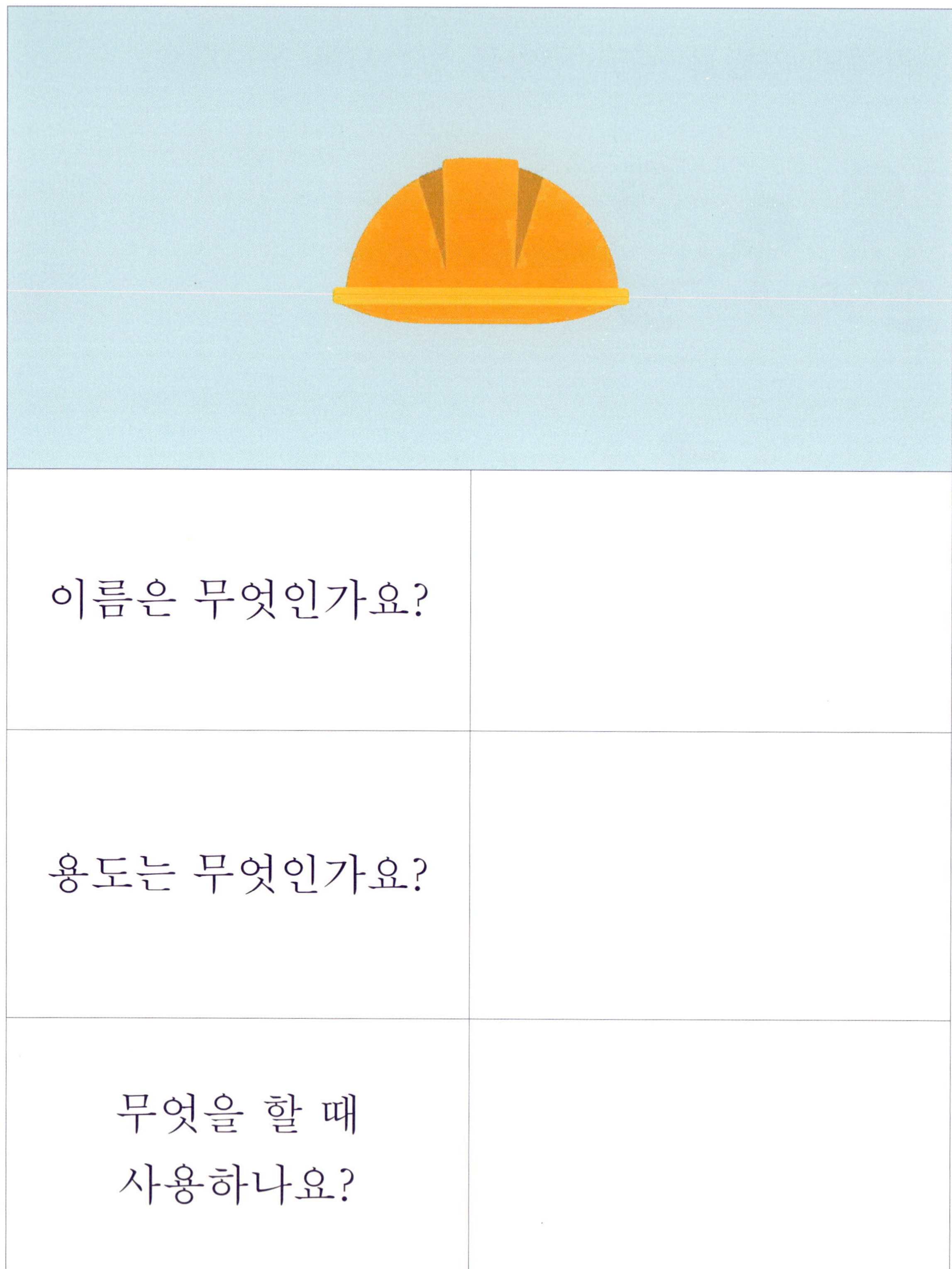

이름은 무엇인가요?	
용도는 무엇인가요?	
무엇을 할 때 사용하나요?	

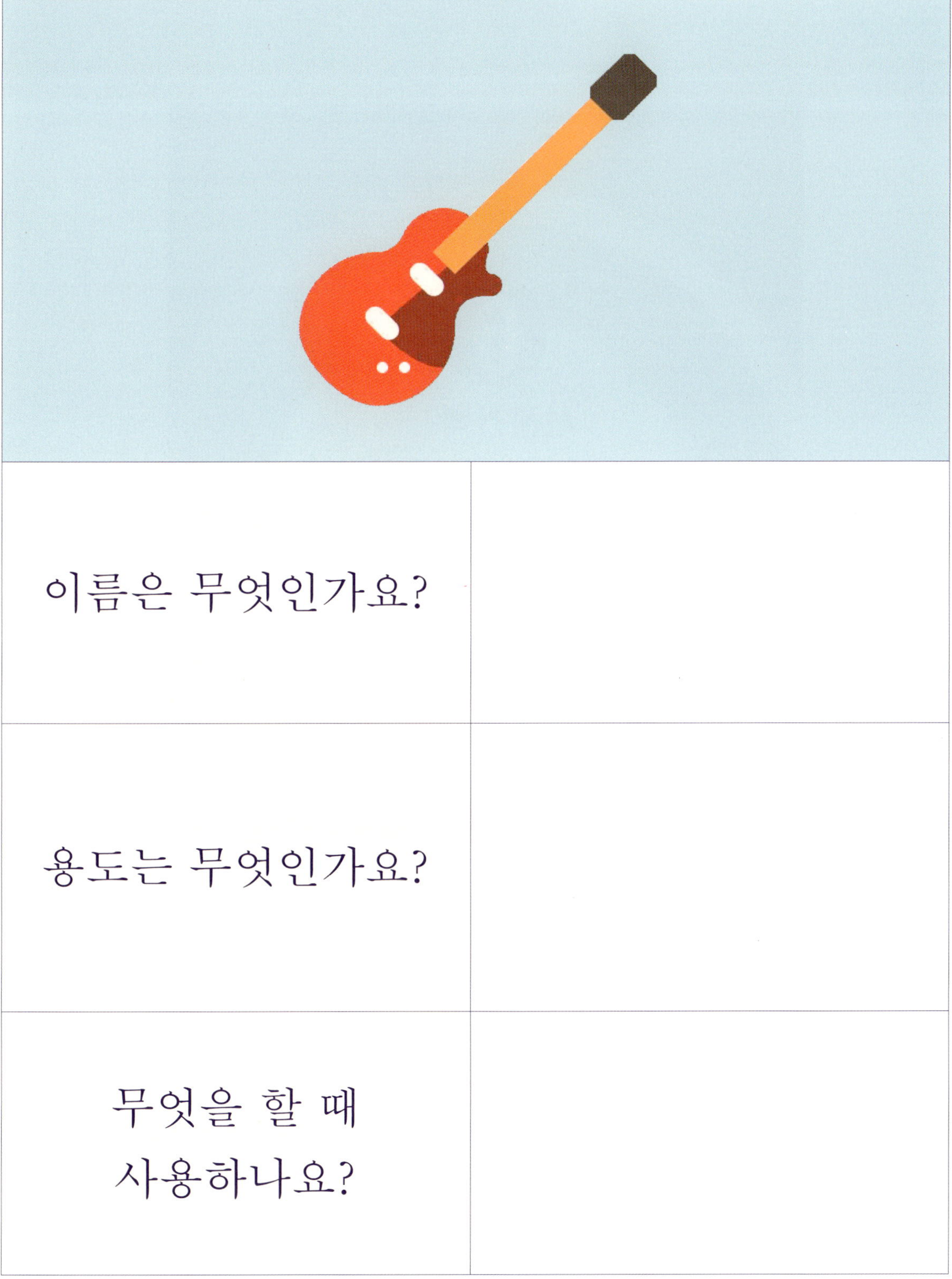

이름은 무엇인가요?	
용도는 무엇인가요?	
무엇을 할 때 사용하나요?	

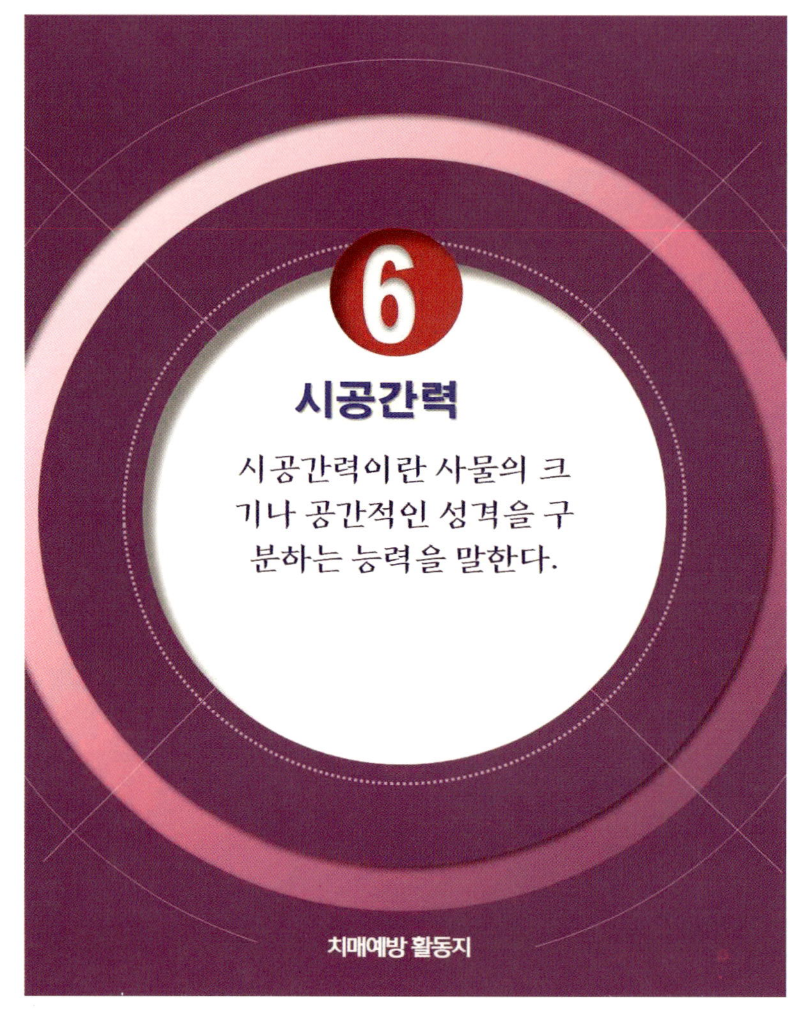

6
시공간력
시공간력이란 사물의 크
기나 공간적인 성격을 구
분하는 능력을 말한다.
치매예방 활동지

1. 따라 그리기

왼쪽 도형을 보고 따라 그려보세요.

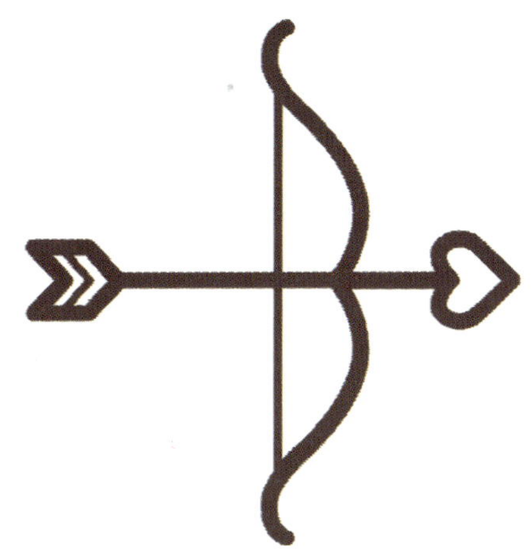

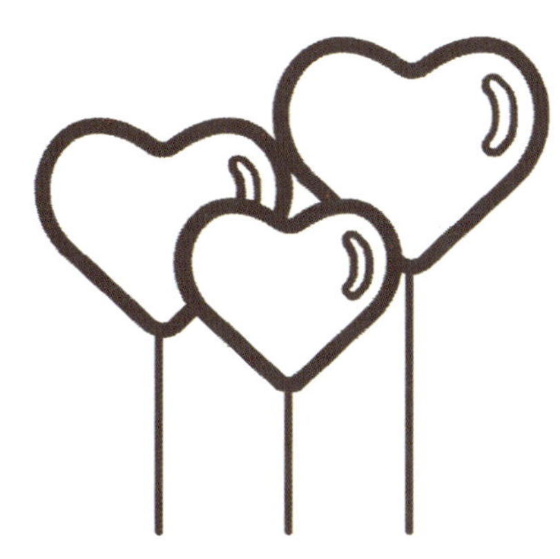

아래 보기처럼 된 도형을 찾으세요.

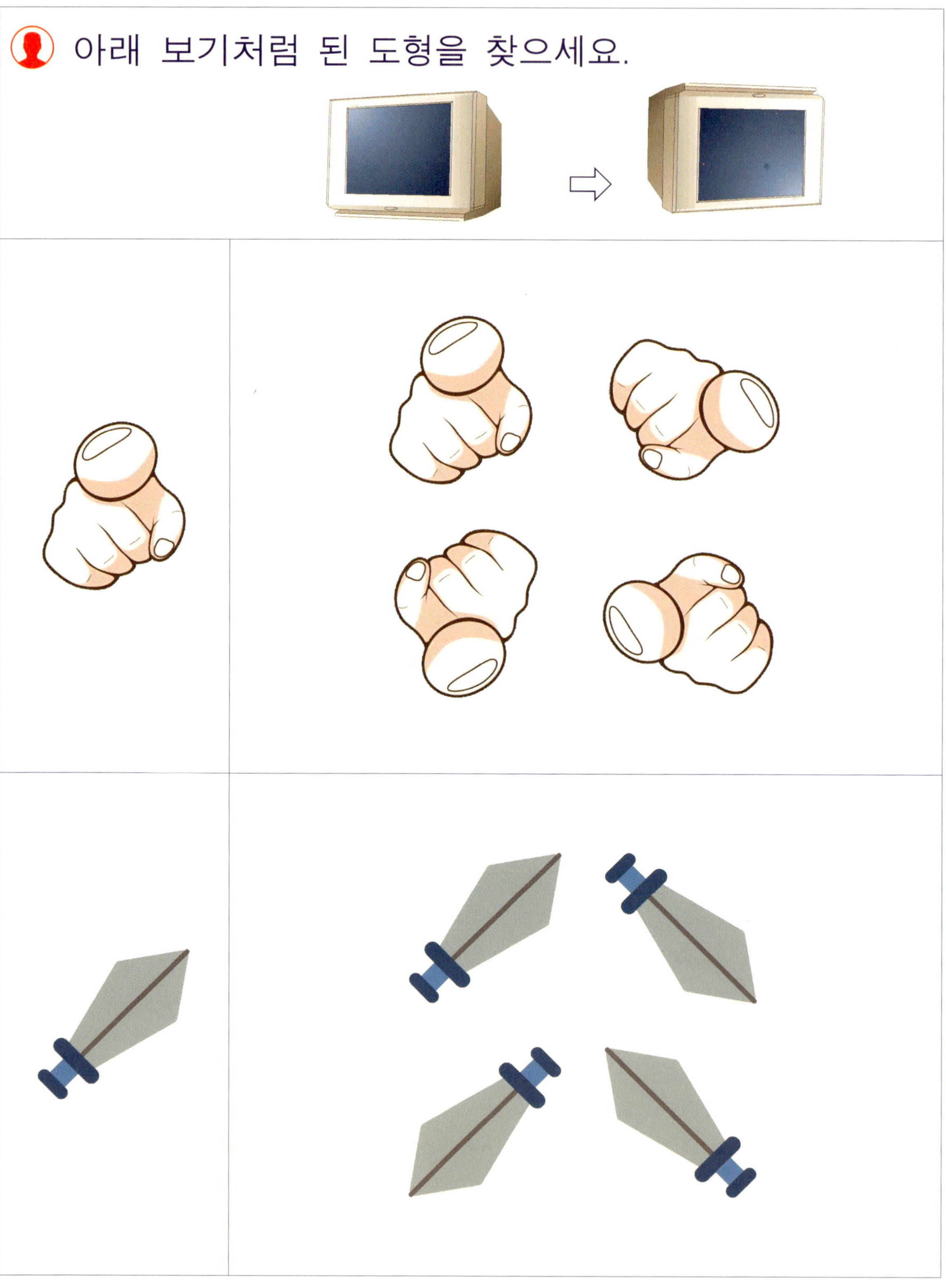

3. 다음에 나올 문양 연결하기

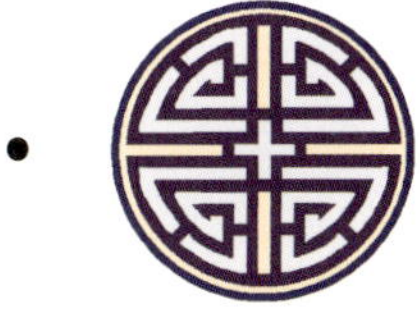

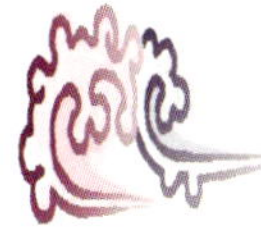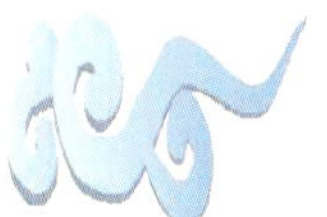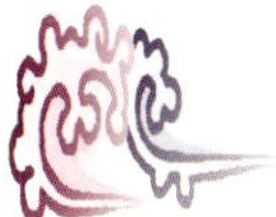
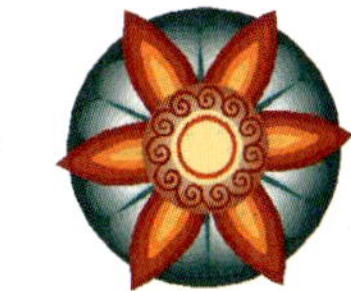

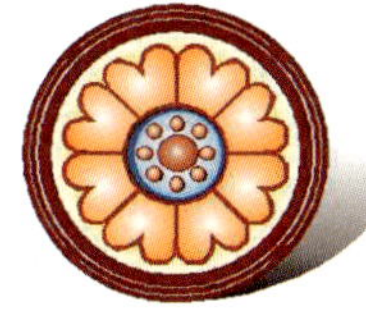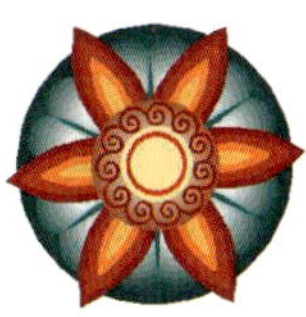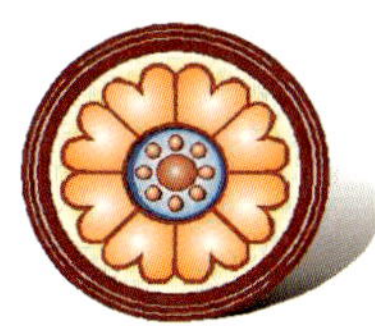
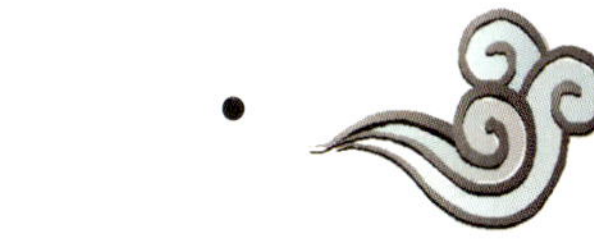

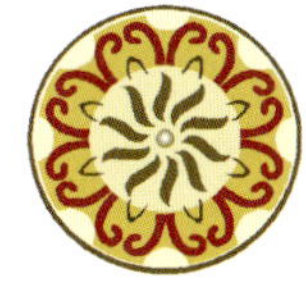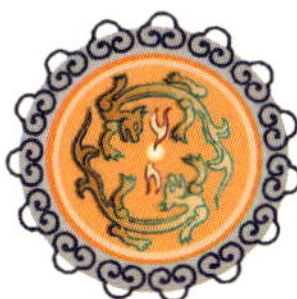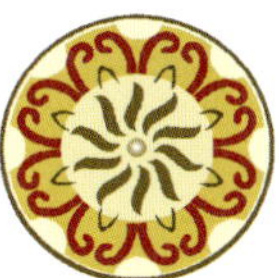
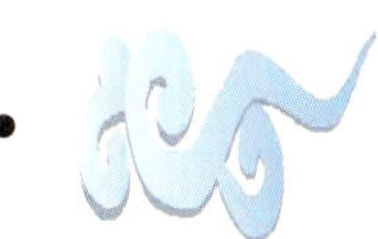

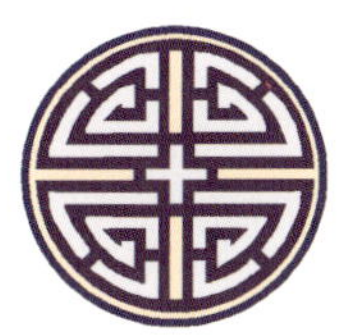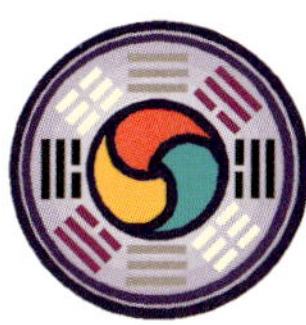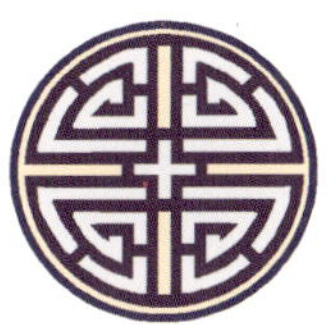
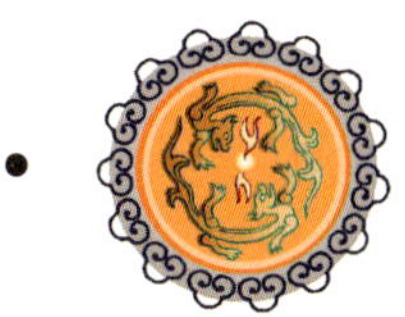

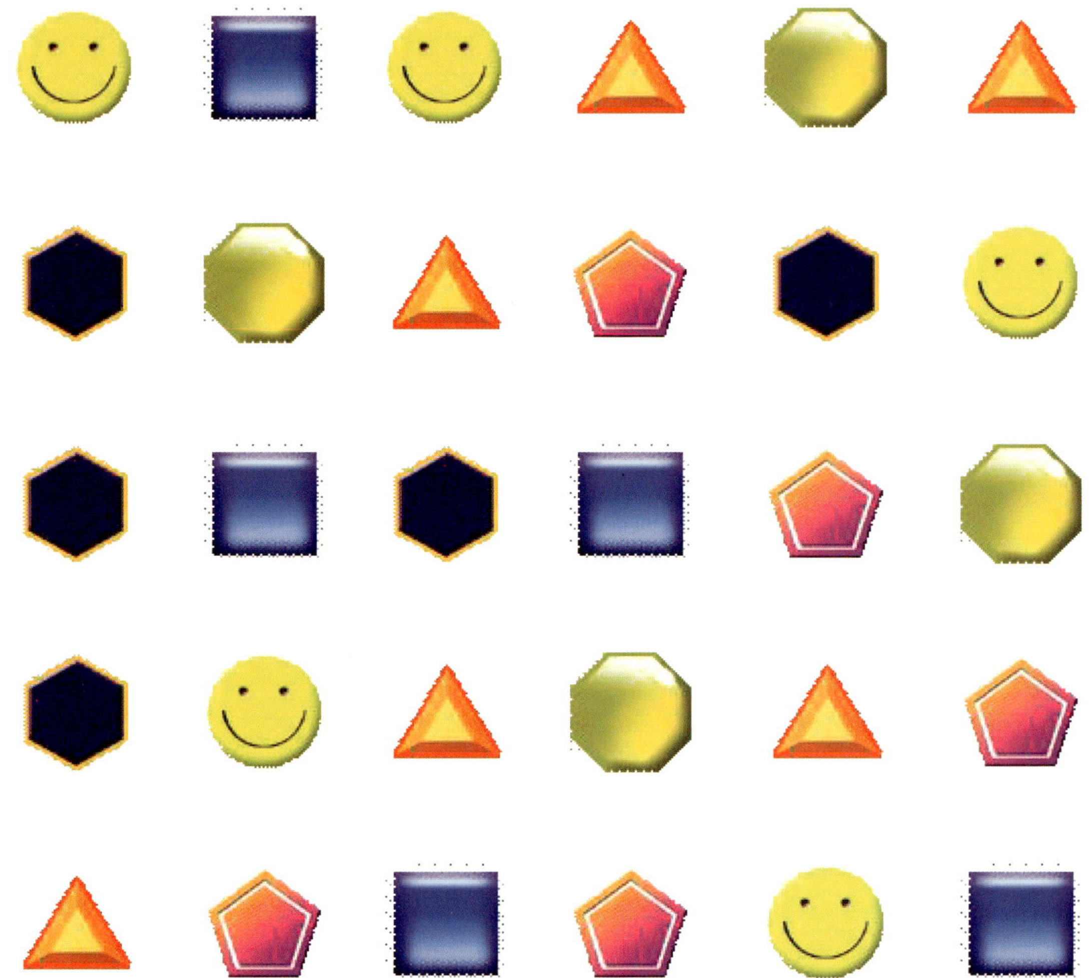

삼각형은 몇 개가 있나요?	개
사각형은 몇 개가 있나요?	개
오각형은 몇 개가 있나요?	개
육각형은 몇 개가 있나요?	개
원형은 몇 개가 있나요?	개

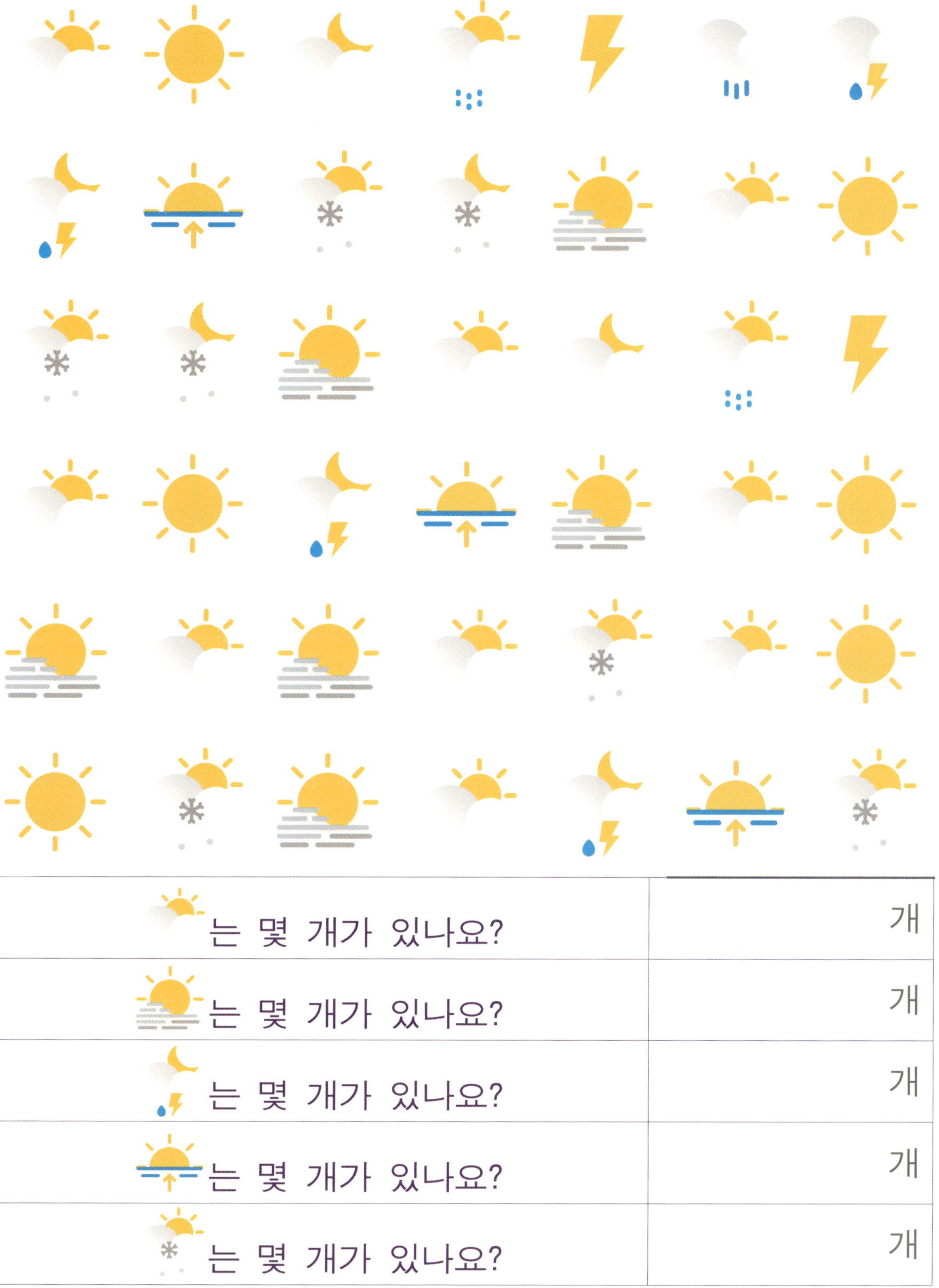

	개
는 몇 개가 있나요?	개
는 몇 개가 있나요?	개
는 몇 개가 있나요?	개
는 몇 개가 있나요?	개
는 몇 개가 있나요?	개

왼쪽 그림과 같은 것을 고르세요.

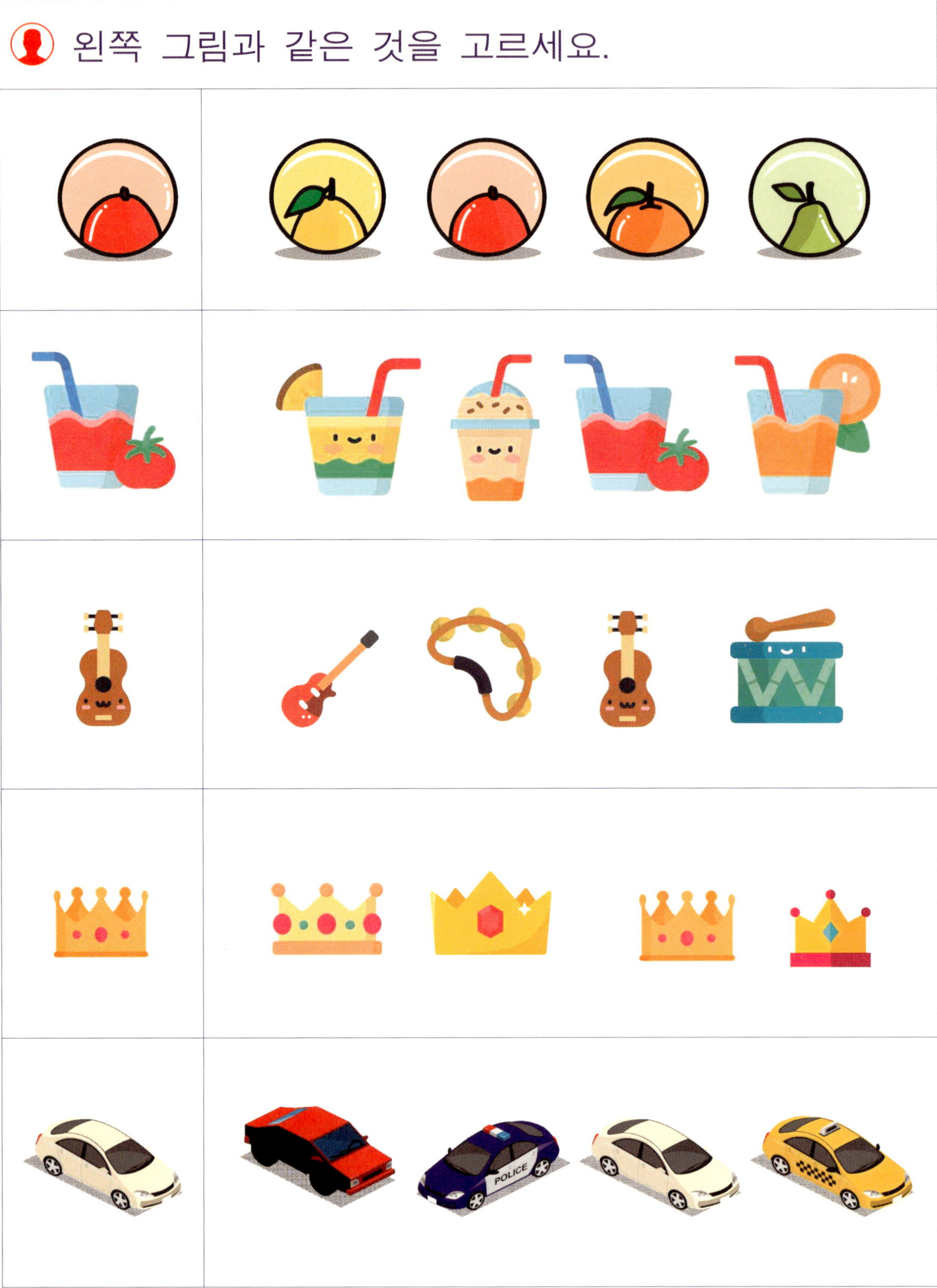

7. 도형 분류하기

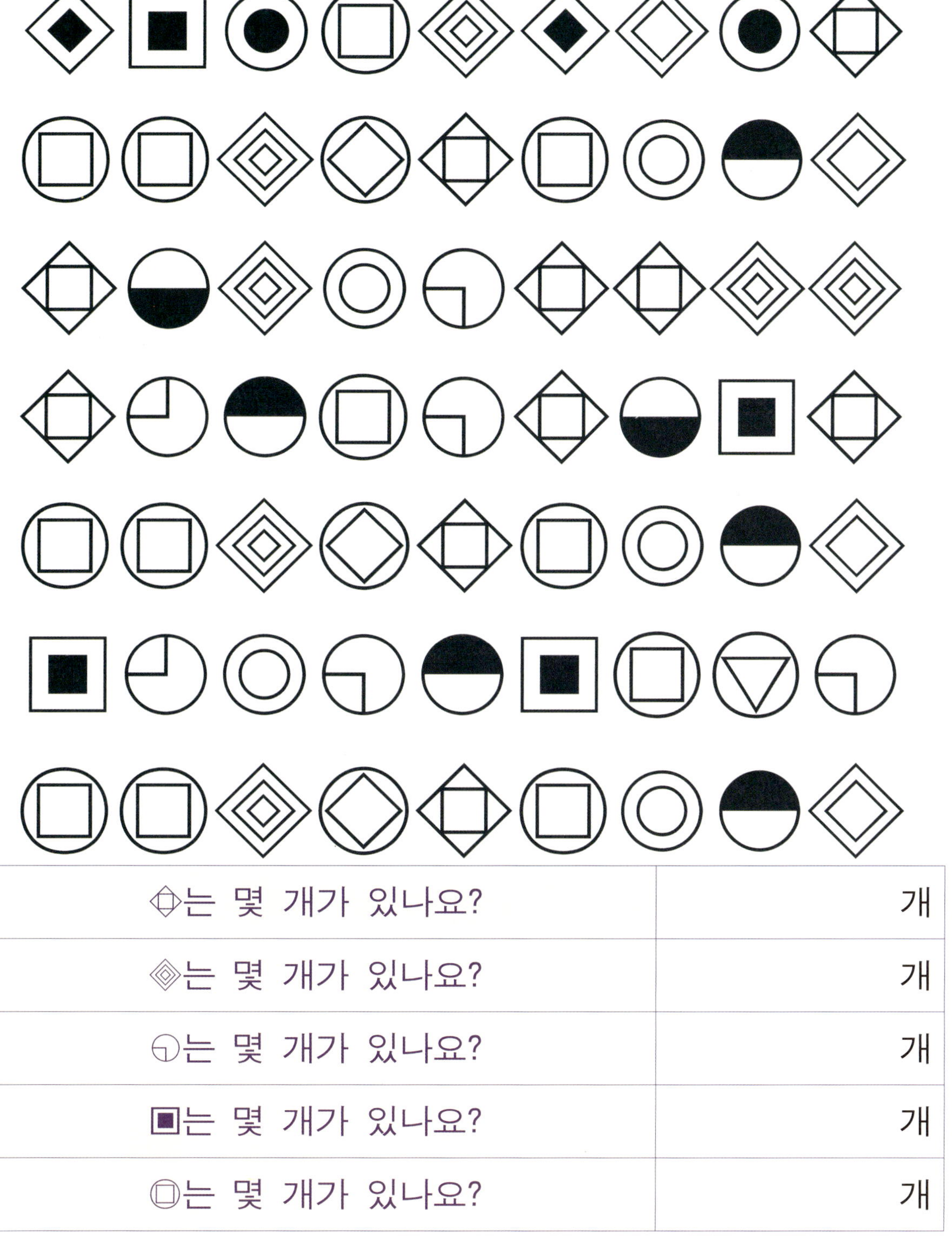

⬖는 몇 개가 있나요?	개
◈는 몇 개가 있나요?	개
◗는 몇 개가 있나요?	개
⊡는 몇 개가 있나요?	개
⬢는 몇 개가 있나요?	개

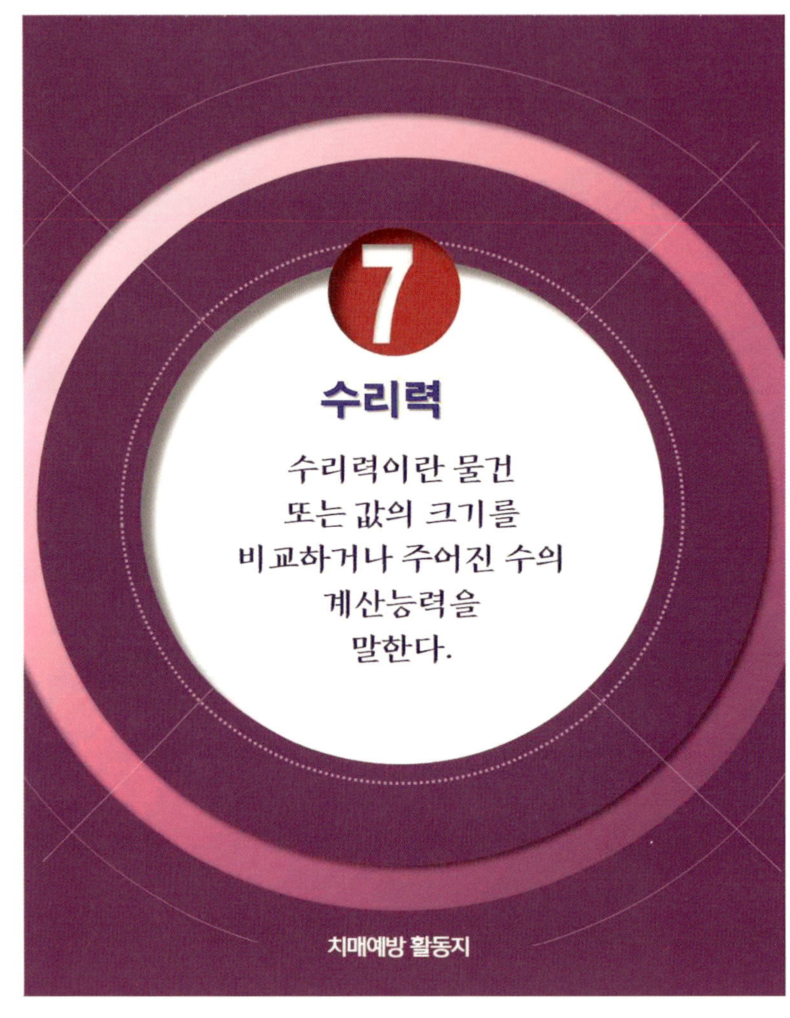

7
수리력
수리력이란 물건
또는 값의 크기를
비교하거나 주어진 수의
계산능력을
말한다.
치매예방 활동지

1. 더하기

12 + 10 =	
12 + 12 =	
13 + 13 =	
14 + 13 =	
12 + 14 =	
13 + 14 =	
14 + 14 =	
15 + 14 =	
17 + 13 =	

18 − 13 =	
20 − 13 =	
23 − 13 =	
26 − 13 =	
30 − 13 =	
18 − 15 =	
20 − 15 =	
23 − 15 =	
26 − 15 =	

$1 \times 3 =$	
$2 \times 3 =$	
$3 \times 3 =$	
$4 \times 3 =$	
$5 \times 3 =$	
$6 \times 3 =$	
$7 \times 3 =$	
$8 \times 3 =$	
$9 \times 3 =$	

🔴 다음을 읽고 계산해 보세요.

우리 집에는 진돗개 8마리를 키우고 있는데, 오늘 친구에게 3마리를 주었다. 개는 전부 마리가 남았나요?	마리
연필 10자루가 있었는데 3자루를 친구에게 주었다. 연필은 몇 자루가 남았나요?	자루
10,000원이 있었는데 택시비로 4,000원을 냈다. 남은 돈은 얼마인가요?	원
사탕이 15개 있었는데 오늘 5개를 먹었다. 남은 사탕은 몇 개인가요?	개

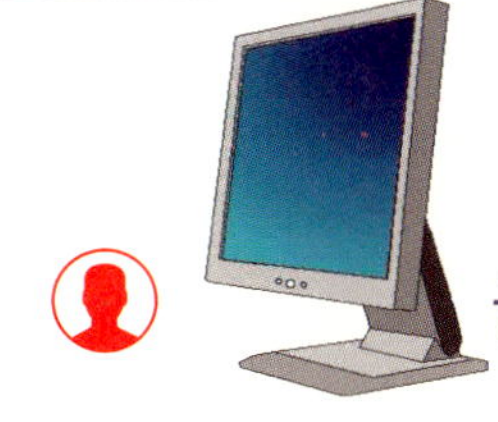을 사려는데 135,000원이 필요합니다. 몇 장씩 있어야 하나요?

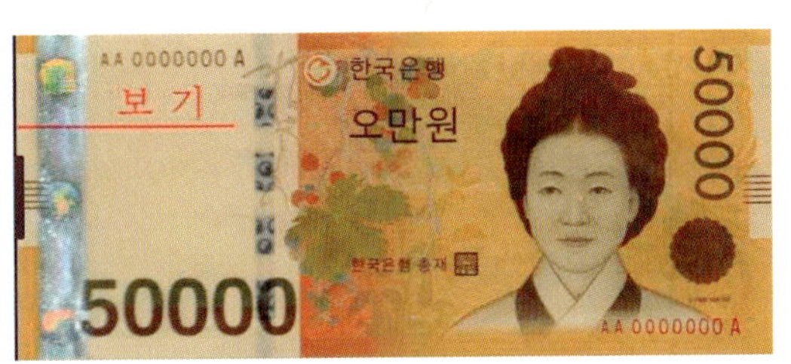	장
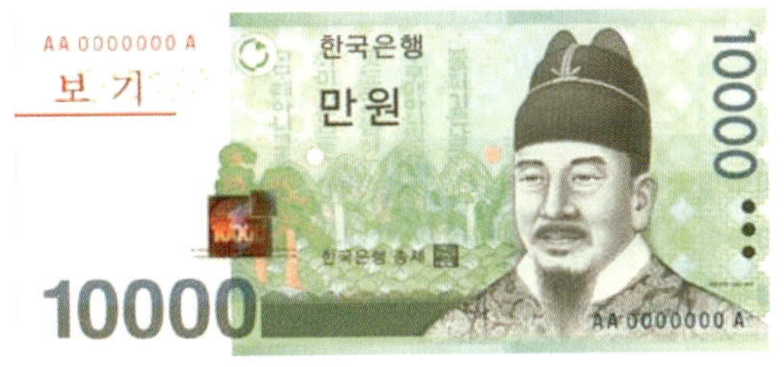	장
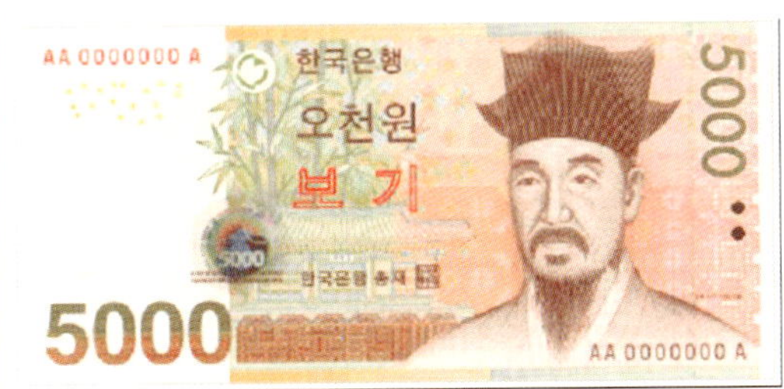	장
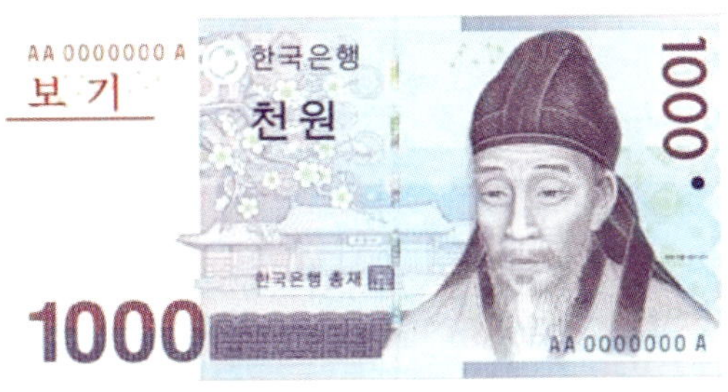	장

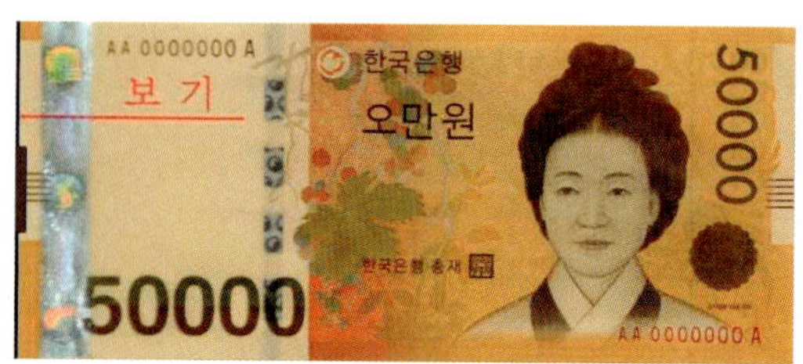
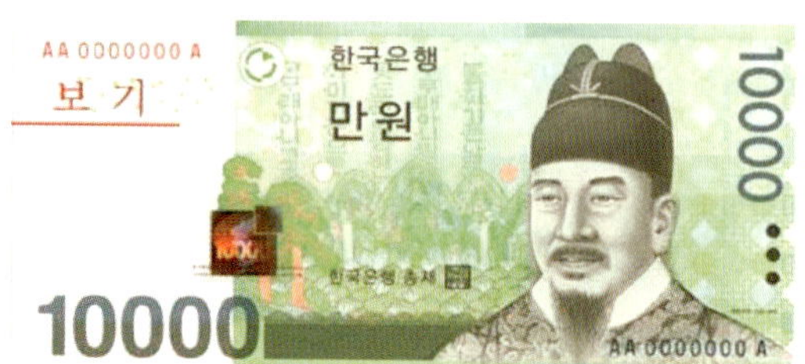

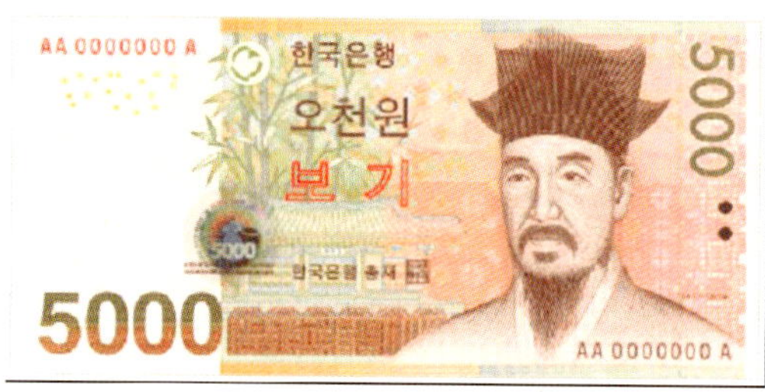
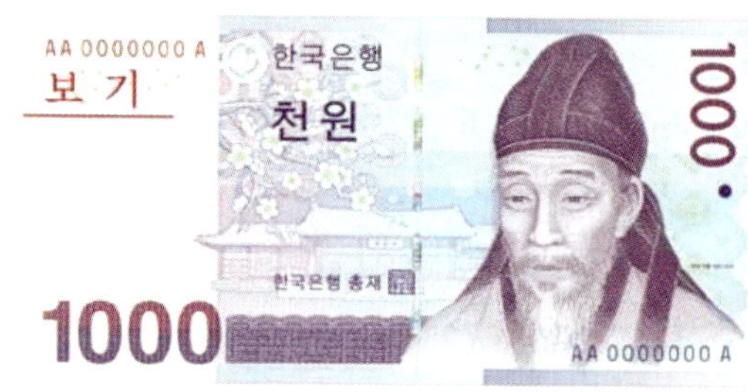

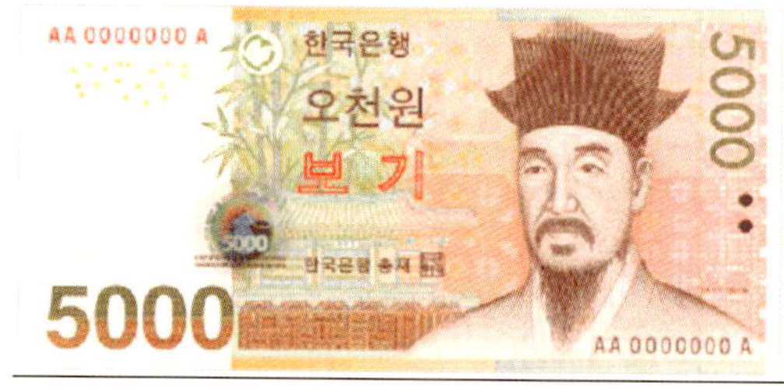
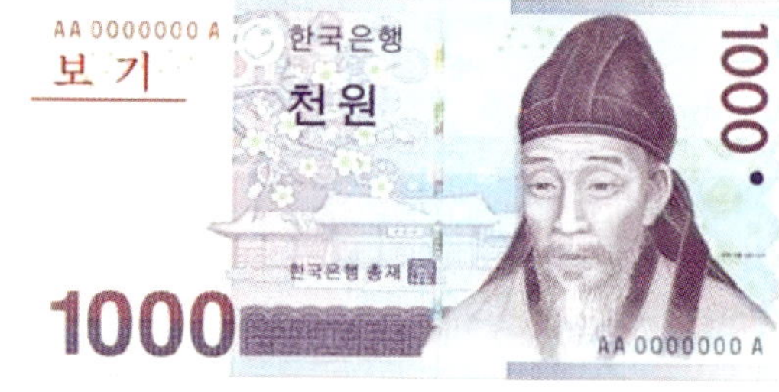

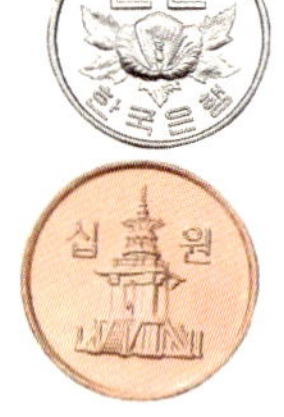 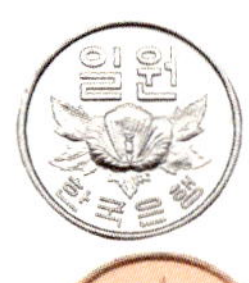 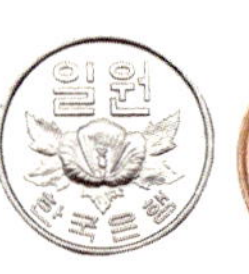 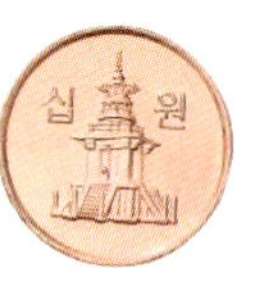 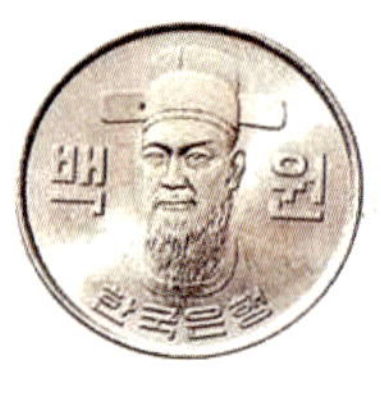 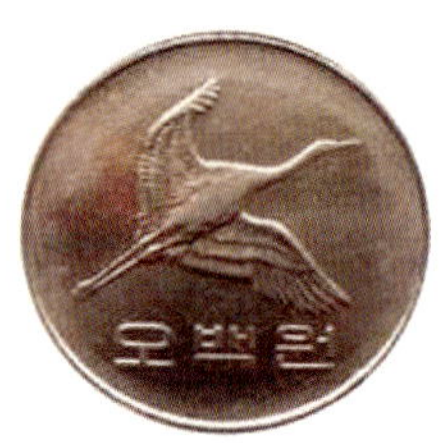

위의 화폐를 전부 합치면 얼마입니까? (　　　　　원)

다음 시계를 보고 몇 시 몇 분인지 적어보세요.

	시 분
	시 분
	시 분
	시 분

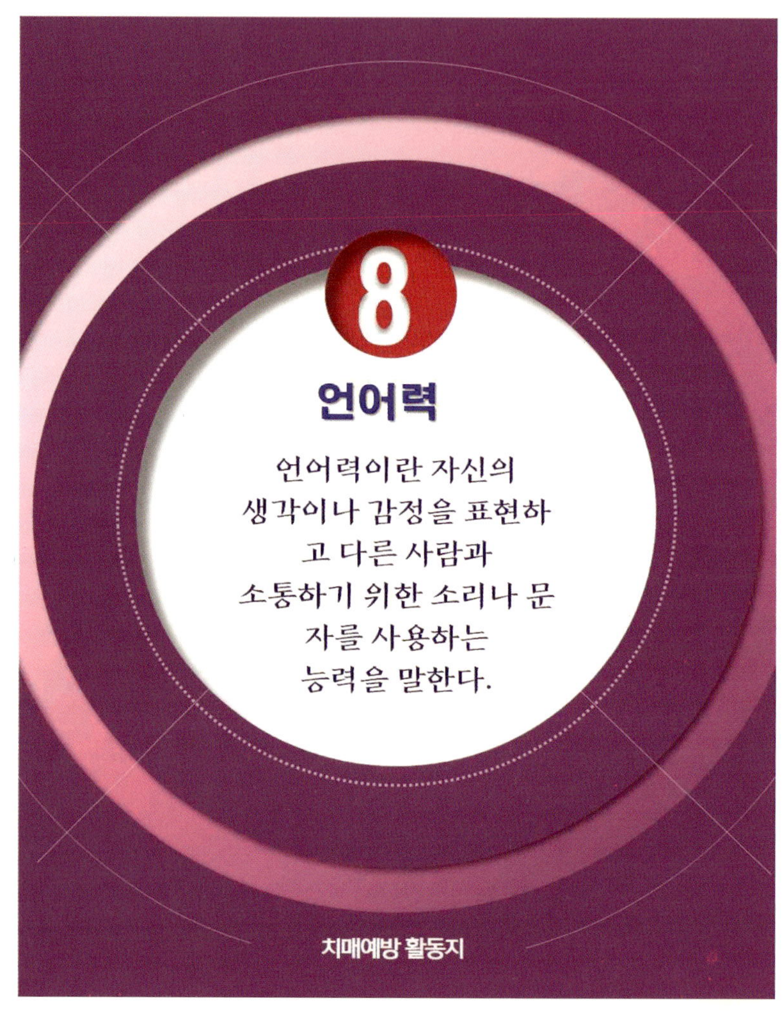
8
언어력
언어력이란 자신의
생각이나 감정을 표현하
고 다른 사람과
소통하기 위한 소리나 문
자를 사용하는
능력을 말한다.
치매예방 활동지

	거북이	거북이
	금붕어	금붕어
	오징어	오징어
	달팽이	달팽이
	공작새	공작새

정 = ㅈ + ㅓ + ㅇ

약 = □ + □ + □

용 = □ + □ + □

목 = □ + □ + □

민 = □ + □ + □

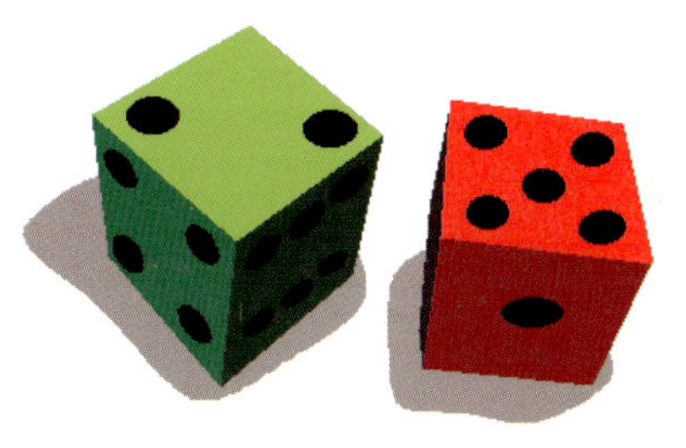

· · 양동이

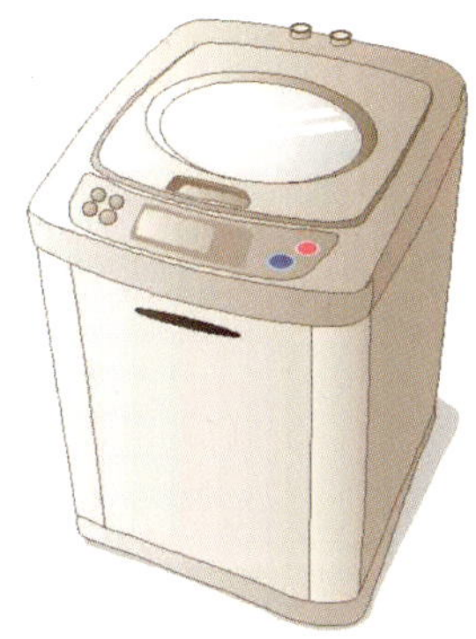

· · 시루떡

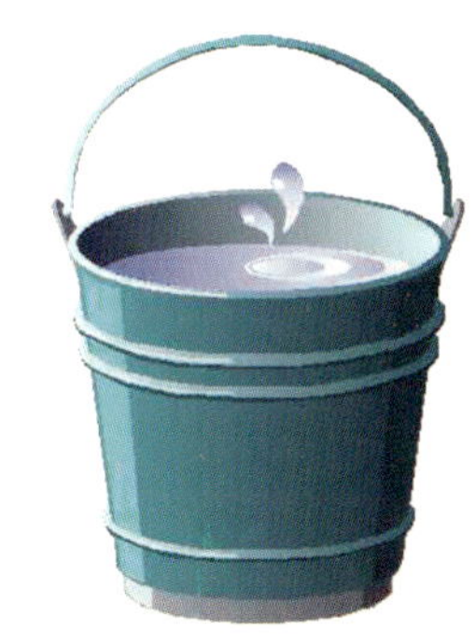

· · 주사위

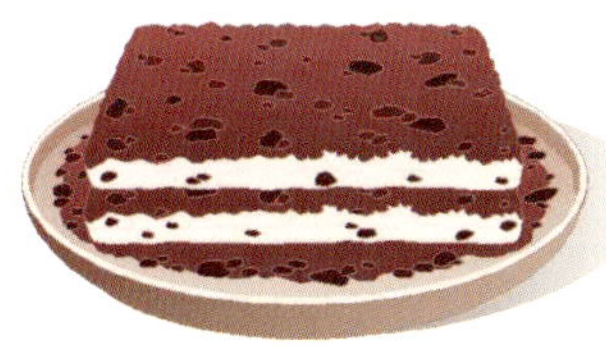

· · 세탁기

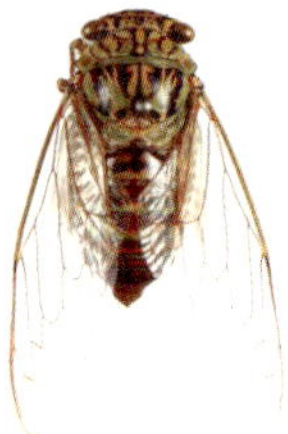	매미가	
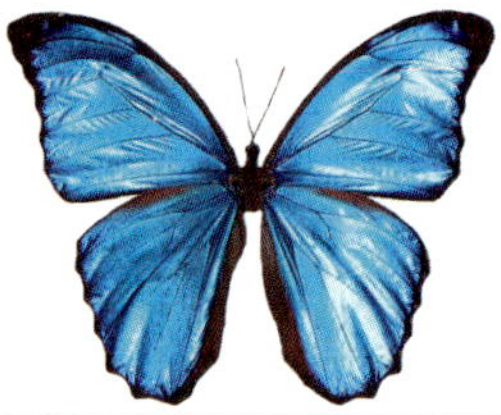		날아갑니다.
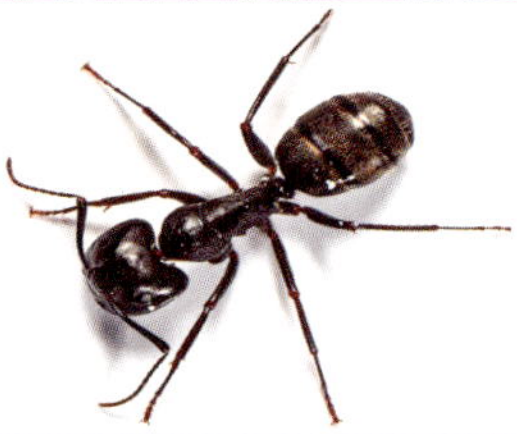	개미가	
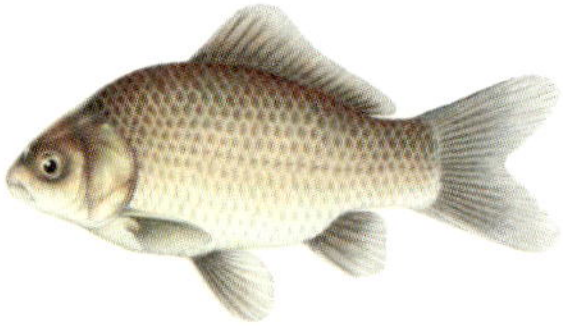		헤엄칩니다.
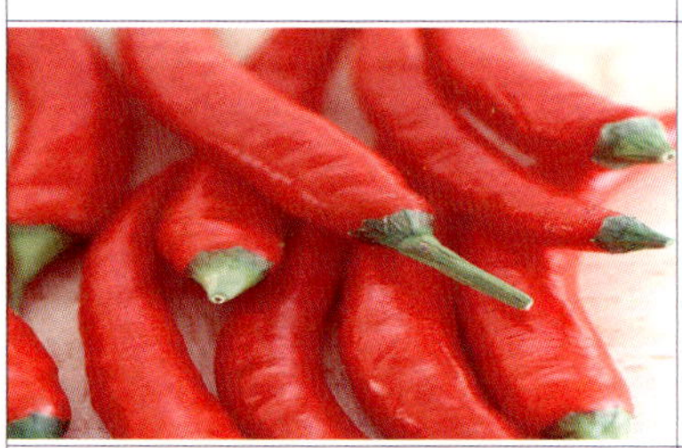	고추가	
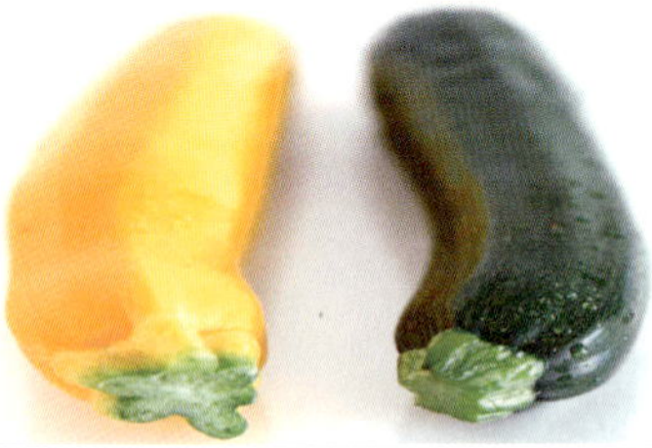		깁니다.

5. 관련 글자 연결하기

음식 ·　　　· 쿠키

과자 ·　　　· 개

빵 ·　　　· 김치찌개

명절 ·　　　· 식빵

동물 ·　　　· 추석

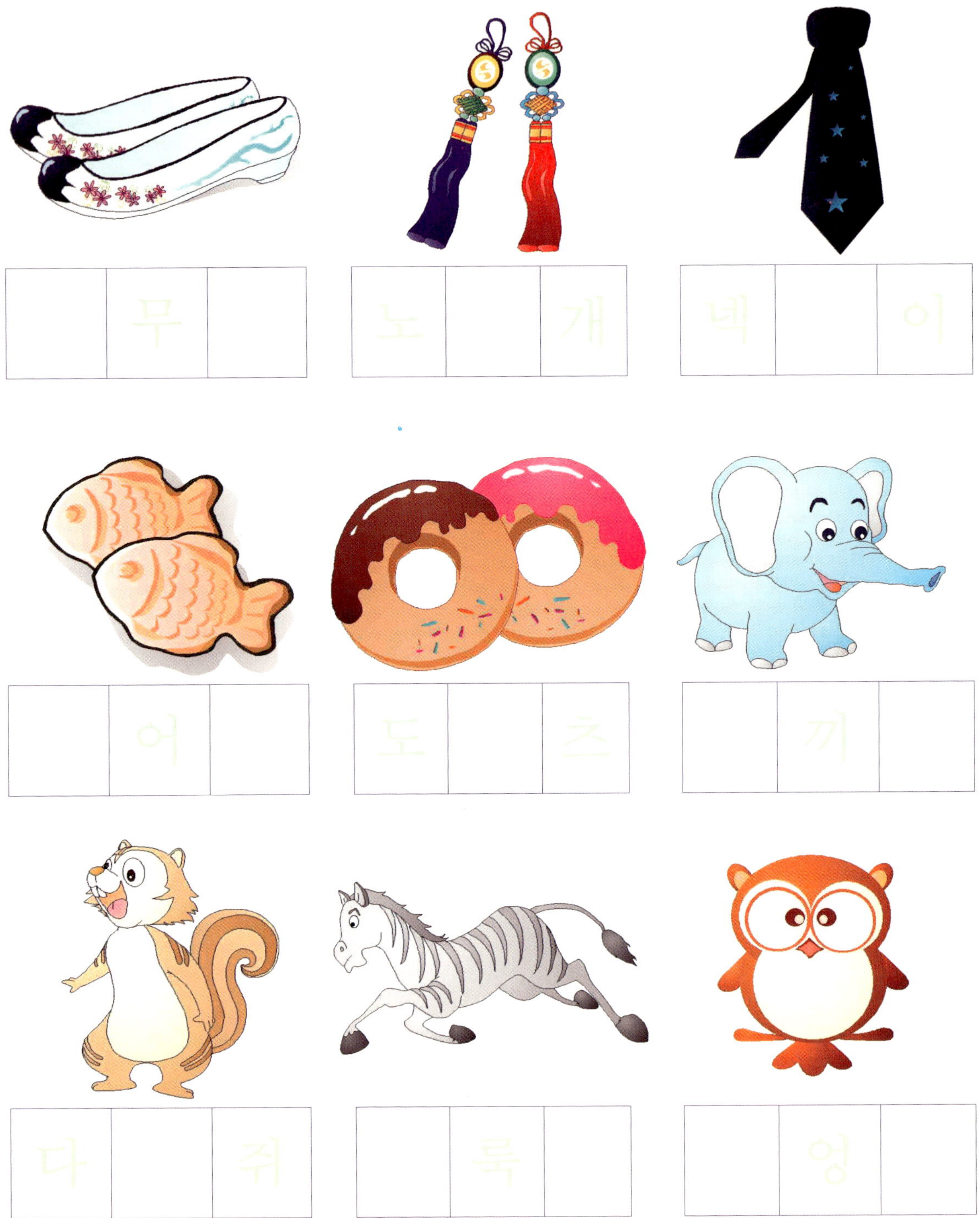

👤 끝말을 이어가는 단어를 써보세요.

강아지	지렁이		

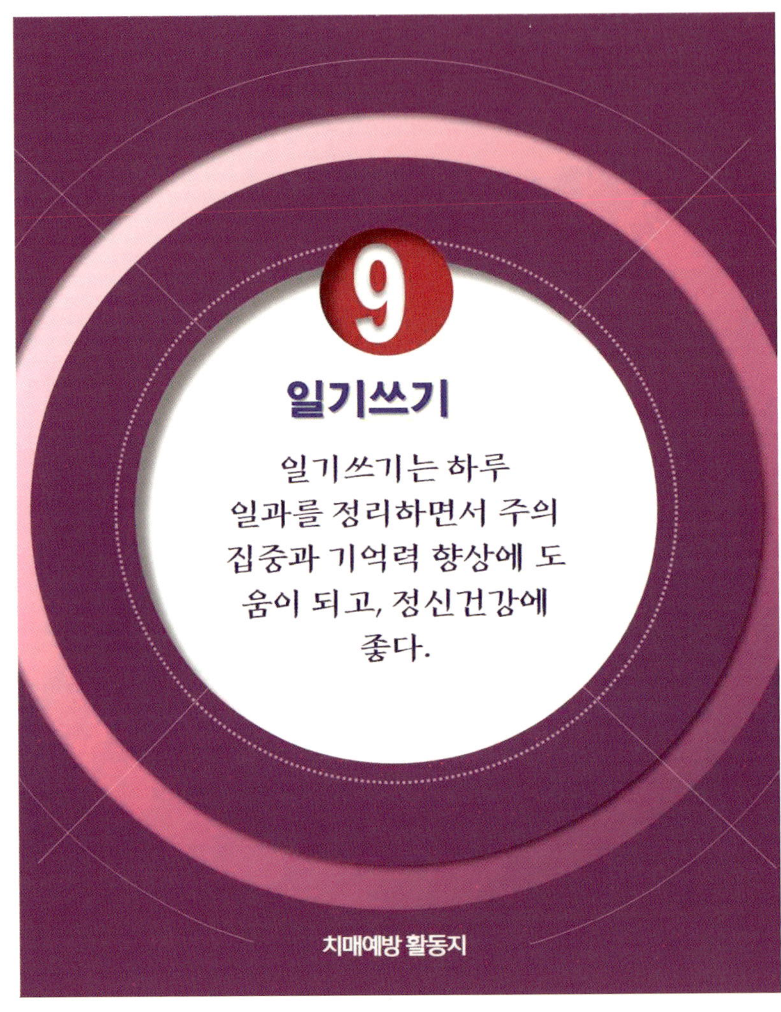

9
일기쓰기

일기쓰기는 하루
일과를 정리하면서 주의
집중과 기억력 향상에 도
움이 되고, 정신건강에
좋다.

치매예방 활동지

20　　년　　월　　일	
중요한 일	
만난 사람	
먹은 음식	
운동	

20　　년　　월　　일

중요한 일	
만난 사람	
먹은 음식	
운동	

20　년　월　일

중요한 일	
만난 사람	
먹은 음식	
운동	

20 　 년 　 월 　 일

중요한 일	
만난 사람	
먹은 음식	
운동	

20   년   월   일

중요한 일	
만난 사람	
먹은 음식	
운동	

20　　년　　월　　일

중요한 일	
만난 사람	
먹은 음식	
운동	

<table>
<tr><td colspan="2" align="center">20   년   월   일</td></tr>
<tr><td>중요한 일</td><td></td></tr>
<tr><td>만난 사람</td><td></td></tr>
<tr><td>먹은 음식</td><td></td></tr>
<tr><td>운동</td><td></td></tr>
</table>

중요한 일	
만난 사람	
먹은 음식	
운동	

중요한 일	
만난 사람	
먹은 음식	
운동	

중요한 일	
만난 사람	
먹은 음식	
운동	

치매예방을 위한 뇌 힐링 3

초판1쇄 - 2018년 3월 20일

지은이 : 김 종 애
펴낸이 : 이 규 종
펴낸곳 : 예감출판사

등록 : 제2015-000130호
주소 : 경기도 고양시 일산동구 공릉천로 175번길 93-86

Tel : (031)962-8008
Fax : (031)962-8898
이메일 : elman1985@hanmail.net
홈페이지 : www.elman.kr

ISBN 979-11-957096-9-4   13510

값 12,000 원